IMPLIQUEZ-VOUS !

101 ACTIONS SOLIDAIRES ET ÉCOLOS POUR UN MONDE MEILLEUR

Groupe Eyrolles
61, bd Saint-Germain
75240 Paris Cedex 05

www.editions-eyrolles.com

Collection dirigée par Anne Ghesquière – Fondatrice du magazine FemininBio.com
www.FemininBio.com

Cette collection propose des sujets tournés vers *l'être au lieu d'avoir* pour replacer la relation à soi et à l'autre au centre de tout.

En savoir plus sur cet ouvrage :
www.impliquez-vous.com

Pour contacter l'auteur :
christophe.chenebault@impliquez-vous.com

Dans la même collection :

Christine Lewicki
J'arrête de râler

Charlotte Poussin
Apprends-moi à faire seul

ISBN : 978-2-212-54970-6

CHRISTOPHE CHENEBAULT

IMPLIQUEZ-VOUS !

101 ACTIONS SOLIDAIRES ET ÉCOLOS POUR UN MONDE MEILLEUR

EYROLLES

VOUS VOUS ÊTES DÉJÀ IMPLIQUÉ !

le rire médecin

«de vrais clowns à l'hôpital»

En achetant ce livre, vous vous êtes déjà impliqué… et vous avez en fait aider à financer l'association Le Rire médecin !

En France, un enfant sur deux est hospitalisé avant l'âge de 15 ans. Depuis vingt ans, Le Rire médecin – de vrais clowns à l'hôpital ! – redonne ainsi aux enfants hospitalisés le pouvoir de jouer et de rire pour mieux faire face à la maladie.

Chaque année, l'association offre plus de 64 000 spectacles personnalisés aux enfants et à leur famille.

L'auteur de ce livre : *Impliquez-vous !*, Christophe Chenebault, et la directrice de collection, Anne Ghesquière, ont souhaité soutenir cette belle initiative en reversant une partie de leurs droits d'auteur.

Ainsi, sur chaque vente réalisée, 4 % du prix de l'ouvrage sera reversé au Rire médecin.

En faisant l'acquisition de ce livre, vous contribuez donc, vous aussi, au financement d'interventions de clowns pour les enfants !

En savoir plus sur l'association : www.leriremedecin.asso.fr.

PRÉFACE

Chaque être humain doit être une énergie créative, et non une énergie passive. En dehors des grandes décisions politiques que les États doivent prendre, il nous appartient à titre individuel de faire tout ce que nous pouvons dans notre sphère privée et intime, comme nous l'enseigne **la légende amérindienne du colibri...**

> *Un jour, dit la légende, il y eut un immense incendie de forêt.*
> *Tous les animaux, terrifiés et atterrés, observaient, impuissants, le désastre.*
> *Seul le petit colibri s'activait, allant chercher quelques gouttes d'eau dans son bec pour les jeter au feu.*
> *Au bout d'un moment, le tatou, agacé par ses agissements dérisoires, lui dit :*
> *– Colibri ! Tu n'es pas fou ? Tu crois que c'est avec ces gouttes d'eau que tu vas éteindre le feu ?*
> *– Je le sais, répondit le colibri, mais je fais ma part.*

Telle est **notre responsabilité à l'égard du monde**, car nous ne sommes pas totalement impuissants si nous le décidons.

L'observation de l'espace nous a permis de constater que nous étions consignés et confinés sur notre petite planète sans aucun autre recours ou autre alternative que d'y instaurer la convivialité et le partage, si nous voulons y survivre. Or, tout ce que nous avons trouvé de mieux à faire, c'est le choix de l'antagonisme, de la division, de la compétitivité et de l'accaparement sans limite, comme principes de vie. Notre modèle de développement est dans une impasse majeure, il s'agit donc maintenant d'inventer une nouvelle voie, de créer un « nouveau paradigme », en plaçant **l'humain et la nature au cœur de nos préoccupations**. L'humanité est-elle enfin capable de mutualiser ce qu'elle a généré de meilleur pour éviter le pire ?

Pour ce faire, **chacun doit effectuer sa « part du Colibri »**. Car si l'être humain ne change pas par la générosité, la compassion, une éthique et une équité actives, la société ne pourra changer positivement et durablement. Ma première action concerne mon moi individuel, mon devenir, ma transformation. Car il nous faudra bien répondre à notre véritable vocation qui n'est pas de produire et de consommer jusqu'à la fin de nos vies mais d'aimer, d'admirer et de prendre soin de la vie sous toutes ses formes. Cet engagement de vie en conscience, par sa puissance, est seul capable de changer le monde.

Et il n'est jamais trop tard pour agir. Pour que chaque indignation soit constructive, toutes les occasions de nous mettre en cohérence sont à saisir. Il ne faut surtout pas minimiser **l'importance et la force créatrice des petites résolutions**. Loin d'être anodines, elles contribuent à construire le monde auquel nous sommes également de plus en plus nombreux à aspirer, comme en témoignent les nombreuses innovations de la société civile.

« Rien n'est plus puissant qu'une idée dont le temps est venu », nous rappelait Victor Hugo. À l'évidence, **il me semble que le temps de ce livre est venu...** En exposant que nous ne sommes pas démunis, comme en témoignent les actions concrètes que nous pourrions réaliser, ce livre est une des réponses à l'aspiration de beaucoup pour un monde différent. C'est un peu comme dans un immense vaisseau dans lequel chacun doit trouver sa propre rame pour cingler vers ce fameux monde autre. Un immense chantier s'ouvre à nous, il y a une multitude d'actions possibles, et **souvent le vouloir est présent, mais malheureusement pas les idées concrètes**. C'est pour cela que cet ouvrage est important.

Si je m'implique, cela veut dire que, par mon libre-arbitre et par mon choix personnel, intime, je décide d'être à l'intérieur, d'être complice. **S'impliquer, c'est passer de l'observateur à l'acteur.** Notre conscience est ainsi interpellée pour nous replacer dans notre responsabilité, mais aussi pour agrandir notre cœur et être de plus en plus dans la puissance de l'amour. Et cela ne se compte pas en euros ou en dollars. La puissance absolue, infinie, c'est l'amour. Quand on aime, c'est indestructible. « Dieu donne pour que l'on donne ».

Alors, qu'attendons-nous pour aimer, donner et nous impliquer ?

Pierre Rabhi

INTRODUCTION

« Qu'est-ce que je peux faire ? J'sais pas quoi faire ! », lançait Anna Karina à Jean-Paul Belmondo dans *Pierrot le fou*. Un jour, lors d'une énième conférence avec Yann Arthus-Bertrand sur l'état de la planète, j'ai réalisé que je me posais la même question que celle, récurrente, des personnes dans l'assistance : « Je comprends bien l'enjeu mais, **qu'est-ce que je peux faire, moi, à mon niveau ?** » Depuis des années déjà je m'étais engagé dans diverses actions, mais l'arrêt du « tourbillon » d'une vie professionnelle intense me donna soudain l'occasion d'en faire davantage. J'ai alors donné mon sang, nettoyé des rivières, mangé bio vraiment, écologisé ma maison, parrainé une ruche, préparé mon don d'organes, acheté un zébu, compensé mon CO_2, soutenu de nombreuses associations… tout en impliquant, dès que je le pouvais, les **jeunes générations** sur l'enjeu de ces sujets.

L'idée de partager cette démarche avec le plus grand nombre à travers ce livre est venue naturellement. Parce que le monde ne changera pas sans vous… Le défenseur des droits de l'homme **Stéphane Hessel** nous a invité, à 93 ans, dans son ouvrage *Indignez-vous !,* à ne pas accepter les choses comme elles sont afin que « notre société reste une société dont nous soyons fiers », et surtout à savoir en permanence **nous indigner.** En effet, l'indifférence reste sans doute l'un des plus grands fléaux de l'humanité. Le livre d'actions solidaires et écolos que vous tenez entre les mains vous invite, lui, à agir ! Et à agir dès maintenant autour de vous pour **rendre le monde meilleur.** Car si vous êtes conscient des problèmes, si vous aspirez à un changement, si vous souhaitez une société plus à l'écoute de l'humain et de la nature, vous pouvez devenir ce **héros du quotidien** que l'on voit rarement dans les films hollywoodiens, vous pouvez revêtir vos ailes d'ange… Cela ne dépend que de VOUS !

« Soyez le changement que vous voulez voir dans le monde », affirmait Gandhi. En effet, aucun de nos actes du quotiden n'est neutre. Chaque sourire, chaque parole, chaque pensée, chaque main tendue, chaque achat, chaque vote, **chaque action compte.** Vous ne pouvez pas faire de grandes actions ? C'est une erreur de croire qu'avec peu nous ne pouvons influer sur le cours des événements. Par ailleurs, être conscient d'un problème et ne rien faire, n'est-ce pas commencer à faire partie du problème ? Pas besoin d'être milliardaire comme Bill Gates et Warren Buffett, qui, à travers la campagne de philanthropie ***Giving Pledge*** (promesse de don), ont convaincu des dizaines d'autres milliardaires de donner au moins la moitié de leur fortune à des œuvres caritatives. Comme les abeilles, **pollinisons le monde de bonnes actions !** Une démarche qui n'est pas réservée aux entreprises, associations ou politiques. Pour notre ruche-planète, chacun peut être acteur de changement, chacun peut faire la différence. Un jour, quelqu'un demanda à Mère Teresa comment il pouvait sauver le monde avec le peu d'argent qu'il possédait. Elle prit alors un dollar et lui dit : « Un dollar pour l'homme n'est rien, mais un dollar pour Dieu, c'est tout. » Car c'est surtout l'addition des initiatives individuelles – et non les grandes révolutions – qui fera cette différence dans les prochaines années. **Si VOUS agissez, NOUS changerons tous.** Chaque goutte d'eau est importante, et ce sont les gouttes d'eau qui forment les océans…

Pour soi, pour ses enfants, pour les générations futures, nous devons réussir notre « métier d'homme ». Chacun de nous porte en soi une **tendance naturelle à la bonté.** Mais sommes-nous encore capables, perdus dans le tumulte de nos vies quotidiennes, d'admirer la beauté de la nature, de sentir la souffrance des autres et de prendre le temps de les écouter, de retrouver le sens de nos actes, de **faire grandir notre intelligence du cœur** ? À travers nos attitudes et nos actions, à nous d'avoir le courage de puiser dans cette bonté. Et si « faire sa B.A. » devenait un réflexe, une habitude, un plaisir du quotidien, à la manière d'une Amélie Poulain, dont les petits bonheurs se transforment en un fabuleux destin de vie ? Et s'il fallait **faire de son mieux,** et être exemplaire, pour entraîner les autres vers leur « bonté intérieure » ? D'ailleurs, les richesses et les cadeaux que nous apporte la vie, ne devons-nous pas les rendre au centuple en actions positives ? Car si la vie est une graine, et si nous sommes l'arbre, il nous faut alors faire pousser de beaux fruits…

De plus, ce n'est que du bonheur ! Car, même si les actes sont désintéressés, le bonheur personnel passe semble-t-il par… le bonheur des autres. **On se sent bien quand on fait du bien.** Des recherches en psychologie positive ont en effet mis en évidence ce lien. C'est donc un cercle vertueux, où rendre service aux autres nous rend plus heureux, et où être plus heureux nous pousse à rendre service aux autres. **N'avons-nous d'ailleurs pas deux mains tendues, l'une pour nous aider, et l'autre pour aider les autres ?** « Le bonheur est né de l'altruisme et le malheur de l'égoïsme », déclarait Bouddha. Quant à Jean-Jacques Rousseau, il constatait : « Je sais et je sens que faire du bien est le plus vrai bonheur que le cœur humain puisse goûter. » Tout est dit. Alors n'est-il pas temps – comme dans le film *Un monde meilleur,* dans lequel un enfant de douze ans se met à aider trois personnes, qui devront faire de même à leur tour – d'attirer du bonheur en semant ses propres graines de bonheur ?

Quand le vent souffle fort, certains construisent des murs, d'autres des moulins à vent… Ce livre a pour ambition de vous aider à construire vos moulins, et à dessiner ainsi pour tous un **avenir coopératif et humaniste.** Vous y trouverez une liste à la Prévert de 101 actions positives, des trésors d'idées créatives et concrètes pour agir, qui s'enfilent comme des perles pour former un collier de solidarité. Chacune étant, comme dans un jeu de piste, une porte à ouvrir… Certaines actions nécessitent du temps, d'autres de l'argent, et les dernières une belle énergie ou encore un état d'esprit particulier. Certaines vous demanderont aussi plus d'implication que d'autres. Mais toutes ont pour objectif de vous **donner des clés pour améliorer le monde autour de vous.** Une liste d'actions forcément non exhaustive, à laquelle vous pourrez ajouter les vôtres, dans laquelle vous pourrez piocher au gré de vos envies, et que vous pourrez partager avec votre entourage et vos enfants. Un livre qui a pour objectif d'apporter sa lumière pour accélérer, ensemble, **l'éveil de nos consciences,** et vous rendre riche de biens… mais de ceux que l'on ne peut acheter.

N'est-ce pas ce dont le monde d'aujourd'hui a besoin ?

Christophe Chenebault
christophe.chenebault@impliquez-vous.com

SOMMAIRE

101 ACTIONS SOLIDAIRES ET ÉCOLOGIQUES

101 ACTIONS SOLIDAIRES ET ÉCOLOGIQUES

#01 JE PARRAINE UN ENFANT DU BOUT DU MONDE

En parrainant un enfant, nous pouvons l'**aider à changer son monde,** à se construire un avenir dans son village… Assurer l'éducation primaire de tous les enfants partout dans le monde fait partie des huit **objectifs du millénaire pour le développement (OMD)** adoptés en l'an 2000 par les Nations unies. Le parrainage, moins anonyme qu'un simple don et moins absorbant qu'une adoption, est un bon moyen d'y contribuer…

JE SUIS PARRAIN !

Être parrain est simple et motivant. Chaque mois, le parrain verse une somme fixe (de 20 à 30 euros) pour son filleul, ou pour sa communauté. Si le parrainage est individualisé, **il peut créer une véritable relation à distance avec l'enfant** et échanger lettres, photos, dessins ou cadeaux. L'organisation caritative qui organise le parrainage lui parlera aussi de son filleul, de ses progrès à l'école, de son village, du contexte de son pays. Certaines associations organisent même des voyages pour rencontrer les filleuls dans leurs villages, un moyen pour ces derniers de se rendre vraiment compte qu'ils sont soutenus. Pour être efficace, un projet doit **s'inscrire dans la durée.** C'est un engagement moral, le parrain sera donc incité à accompagner l'enfant pendant une bonne partie de sa scolarité, et pourra ainsi le voir grandir – même s'il reste possible de se désengager à tout moment.

Le parrainage, moins anonyme qu'un simple don et moins absorbant qu'une adoption.

La somme versée permettra au filleul de bénéficier, suivant les associations, d'une **scolarité adaptée,** d'une alimentation saine et régulière, d'un suivi médical, d'une formation à un métier, d'une amélioration de son habitat, ou, pour son village, de la construction d'une école, de la mise en place de l'eau potable, de l'achat de matériel agricole… Pour le parrain, c'est **la découverte d'une autre culture,** un moyen pour ses propres enfants d'avoir des copains ou copines du bout du monde, tout cela doublé d'une bonne dose de tolérance et de partage !

ENFANTS DU MONDE…

Le **choix de l'association** peut ne pas être simple, car le principe du parrainage s'est largement diffusé. **Plan France** est une ONG de développement centrée sur l'enfant, avec 40 000 parrains en France, et plus de un million d'enfants dans 48 pays. **Vision du monde** est la première association de parrainage d'enfants au monde, avec 3,8 millions d'enfants dans 97 pays. Le **Centre français de protection de l'enfance (CFPE)** accompagne en France et dans le monde 14 000 enfants, adolescents et jeunes en difficulté. **Un enfant par la main** contribue à soutenir près de 35 000 enfants et familles dans le cadre de programmes en Afrique, Amérique latine et Asie. **Aide et action** est centrée sur une « éducation de qualité pour tous » et coordonne 120 projets dans 21 pays. Plus modeste, **Couleurs de Chine** s'est spécialisée dans l'aide à la scolarisation des petites filles en Chine, et **Pour un sourire d'enfant** vient en aide aux enfants du Cambodge, afin qu'ils ne soient plus contraints de chercher à manger dans les ordures des décharges et qu'ils puissent aller à l'école.

www.aide-et-action.org | www.cfpe.asso.fr | www.couleursdechine.org | www.planfrance.org | www.pse.asso.fr | www.unenfantparlamain.org | www.visiondumonde.fr

#02 JE PLANTE DES ARBRES

« Pour réussir sa vie, un homme doit faire un enfant, écrire un livre et planter un arbre », suggérait le cubain Compay Segundo. Répondons en écho que, pour **réussir l'avenir de la planète,** les hommes se doivent de planter beaucoup d'arbres…

L'ARBRE DE LA VIE

L'arbre a une portée symbolique forte. Quant aux forêts, elles respirent l'évasion et l'imaginaire. Planter un arbre n'est pas un geste anodin ; on doit choisir le lieu, sélectionner l'espèce, creuser le trou, rassembler avec ses mains la terre sur les racines… la sensation tactile est importante. On peut ensuite le voir grandir avec fierté, s'embellir avec le temps, tout en sachant bien que c'est une autre génération qui le découvrira à maturité. Comme dans le récit de Jean Giono ***L'Homme qui plantait des arbres***, où il est dit d'un berger qui a planté un à un des milliers d'arbres en secret pendant trente ans près de son village : « Il en sait beaucoup plus que tout le monde, il a trouvé un fameux moyen d'être heureux ! »

Grâce à Internet, il est possible de financer des plantations d'arbres à travers le monde.

Mais planter un arbre, c'est aussi protéger notre **environnement.** C'est créer un écosystème, refuge ou source de nourriture pour la faune ou la flore. C'est réduire l'empreinte carbone de la planète, car l'arbre, comme les autres végétaux, se développe grâce au CO_2 présent dans l'air. C'est limiter, lors des pluies, le ruissellement de l'eau sur les sols, et donc l'érosion et les crues des rivières. La **désertification** constitue enfin le facteur de modification de la nature sans doute le plus menaçant pour les **populations** les plus pauvres, lesquelles ont aussi besoin des arbres pour la chauffe, la construction ou ses dérivés, et donc pour assurer leur survie et pérenniser leur **culture…**

PLANTONS, PLANTONS !

« Au moins, plante un arbre ! », **la Campagne pour un milliard d'arbres,** lancée par **Wangari Maathai** – prix Nobel de la paix en 2004 et fondatrice du **Green Belt Movement** au Kenya –, est soutenue par les Nations unies et a déjà permis de planter 8 milliards d'arbres dans 170 pays.

Grâce à Internet, il est maintenant possible à chacun de financer des plantations d'arbres à travers le monde. **Trees for the Future** a, depuis 1989, planté 50 millions d'arbres et vous permet d'en planter d'autres. Avec **Tree-Nation**, rejoignez une communauté et plantez en quelques clics un acacia, un baobab ou un palmier en Afrique. **Planète urgence** vous incite à agir, avec l'opération **Mon arbre, ma tribu – 1 euro = 1 arbre planté,** au Mali, en Indonésie, à Madagascar et en Haïti. L'association **Un arbre pour demain** soutient les agricultures familiales des pays du Sud grâce à la plantation de cacaoyers. La Ville de Paris a lancé **1 Parisien, 1 arbre,** permettant aux Parisiens de financer des « puits de carbone » par l'achat d'arbres dans des pays en développement. Vous pouvez enfin devenir **tree ambassador** pour **Trees&Life,** un mouvement d'action sur le climat par la reforestation (créé par la société **Kinomé**), ou rejoindre la **tribu des planteurs** de la **Fondation Yves Rocher** après avoir planté un arbre dans l'un des 15 pays proposés.

www.1parisien1arbre.com | www.kinome.fr | www.monarbre-matribu.com | www.planete-urgence.org | www.plant-trees.org | www.tree-nation.com | www.treesandlife.com | www.un-arbre-pour-demain.fr | www.unep.org/billiontreecampaign/french | www.yves-rocher-fondation.org

#03 J'ORGANISE UNE FÊTE DES VOISINS

Dans la joie et la bonne humeur, développez le lien social dans votre quartier en organisant une **fête des Voisins** ! Et rappelez-vous la sagesse chinoise : « Choisir ses voisins est plus important que choisir sa maison ». Créée en 1999 par le Français Atanase Périfan dans le 17e arrondissement de Paris, cette fête des Voisins – chaque année pendant le joli mois de mai – a impliqué en 2011, pour sa 12e édition, plus de **6 millions de Français,** un vrai succès. En tous les cas, un antidote jovial contre l'indifférence et la solitude, qui s'est aussi exporté, avec près de 12 millions de participants, dans toute l'Europe (Bruxelles, Berlin, Genève, Dublin, Rome, Lisbonne, Vienne, Londres…) à travers la **journée européenne des Voisins**.

C'EST DÉCIDÉ, JE FAIS LA FÊTE !

Croiser ses voisins, c'est bien ; les connaître, c'est beaucoup mieux. Alors, si vous n'avez pas une vie de quartier comme dans la série TV *Friends,* organisez pendant une soirée votre fête des Voisins. Suivez tous les conseils (choix du lieu, ambiance, installation, publicité…) présentés sur le site Internet de l'association **Immeubles en fête**. Le jour *J*, tout le monde participe à ce **rendez-vous citoyen, libre et convivial,** sort ses nappes et serviettes, et apporte bouteilles de vin, plats cuisinés maison (bio bien entendu), quiches, pizza, chips et sourires ! Alors, dans la cour ou le hall d'un immeuble, dans un appartement, dans un jardin ou dans la rue, les langues se dénouent, les embrassades vont bon train, petits et grands se rencontrent, et le verre de l'amitié est partagé. L'association fournit même du matériel pour l'organisation (affiches, invitations, tracts, tee-shirts, ballons) et invite à avoir une **démarche environnementale** (peu d'emballages, produits bio, locaux et de saison…) à cette occasion.

À LA RECHERCHE DU VOISIN PERDU

Afin de développer toute l'année des solidarités de proximité en plus des solidarités familiales et institutionnelles, l'opération ***Voisins solidaires*** a aussi été créée. Avoir un « état d'esprit » de solidarité entre voisins, c'est savoir prendre quelques minutes pour dire bonjour, demander des nouvelles, donner un coup de main… sans oublier d'organiser une réunion pour présenter le programme *Voisins solidaires.*

Croiser ses voisins, c'est bien, les connaître, c'est beaucoup mieux.

Pour trouver et rencontrer les habitants de votre quartier qui ont les mêmes centres d'intérêt que vous, et ainsi retisser des liens de voisinage grâce à Internet, les sites communautaires géolocalisés **Voisineo** ou **Peuplade** sauront vous aider.

Notons enfin l'initiative **Voisin-âge,** dont l'objectif est de mettre en relation des personnes âgées isolées – mais que l'on a sélectionnées – avec leurs voisins. Vivre entouré d'aînés que l'on peut aider et qui nous aident, on l'a oublié, mais c'est vieux comme le monde !

La vie de quartier, ou quand **voisins** rime avec **liens…**

www.european-neighbours-day.com | www.immeublesenfete.com | www.peuplade.fr | www.voisin-age.fr | www.voisineo.com | www.voisinssolidaires.fr

#04 J'ÉCHANGE MA MAISON PENDANT LES VACANCES

Partir… mais autrement. Voilà la promesse de l'échange de maisons, une pratique qui a pris de l'ampleur ces dernières années grâce à Internet et à la crise économique. « On ne peut se fier à un homme si l'on ne connaît pas la maison qu'il habite », dit Paulo Coelho dans *L'Alchimiste.* Avec ce service, le principe de l'échange, plus convivial, plus ouvert, plus tolérant, devient un **nouveau style de vie**, créant, par des voyages différents, les bases d'une nouvelle relation entre les peuples.

MADE IN NEW YORK

En 1953, **David et Mary Ostroff,** jeunes professeurs sur un campus de New York, se mettent à rassembler les noms d'autres professeurs dans le but d'échanger leurs lieux d'habitation pour les vacances d'été. Rapidement, la liste s'ouvre et s'allonge pour devenir un catalogue imprimé. L'échange de maisons, issu plutôt de la réponse à un besoin personnel que de la recherche d'un concept marketing, était né. Et l'outil Internet, grâce à ses dimensions internationales et communautaires, à sa simplicité d'usage et à sa disponibilité permanente et en temps réel, lui donna ses lettres de noblesse.

LES NOMADES DE L'ÉCHANGE

Pratique basée sur la convivialité et le goût de la rencontre, l'échange de maisons a été créé dans un esprit d'entraide et est **dénué de toute transaction financière entre échangeurs,** ce qui en fait sa force. Car mutualiser et se détacher de nos possessions par le troc, renforcer nos liens avec les autres, ne plus avoir l'impression de « consommer » un pays en touriste, être nomade de manière plus libre, ou mieux comprendre comment les gens vivent à l'étranger dans leur quotidien et ainsi **changer de point de vue sur le monde** deviennent de réels enjeux d'avenir pour chacun. Au niveau écologique, cela permet par ailleurs de protéger les habitations déjà construites et de **ne pas encourager le bétonnage des stations balnéaires** ou autres par les promoteurs immobiliers. Tout en restant une solution économique pour voyager...

Ne plus avoir l'impression de « consommer » un pays en touriste.

ON COMMENCE QUAND ?

Mais il faut faire le premier pas... Or, il est souvent difficile d'accepter qu'un inconnu rentre chez soi, dans son intimité, dans son *home sweet home* – le film *Un divan à New York,* avec Juliette Binoche et William Hurt, en a d'ailleurs fait son thème. Le point clé reste donc la confiance mutuelle. Ce cap étant passé, on peut s'informer sur le site **Camago** pour mieux comprendre les subtilités de l'échange, puis sélectionner un site (payant ou gratuit) : un généraliste, comme **Trocmaison, HomeLink** ou **Intervac,** ou un thématique (lié à un métier, un centre d'intérêt, une religion). On crée alors la fiche de sa maison avec photos et détails de sa vie, on recherche ses destinations et on répond aux offres d'échange. Puis vient le moment de l'échange, où l'on va signer une convention d'accord, rédiger un *home book* (mode d'emploi de la maison et des bons plans du quartier), préparer la maison, rencontrer si possible ses hôtes et... enfin profiter de cette autre forme de voyage!

www.camago.fr | www.homelink.fr | www.trocmaison.com | www.intervac-homeexchange.com

#05 JE PARRAINE UNE RUCHE D'ABEILLES

Miel, pollen, cire, gelée royale, propolis... Grâce aux produits fabriqués par l'abeille, les hommes peuvent se nourrir ou se soigner. Mais les abeilles sont depuis quelques années en danger. **Vous pouvez contribuer à leur sauvegarde**, sans devenir apiculteur et en évitant les piqûres!

LES ABEILLES DISPARAISSENT

Mais quelle est donc la cause, partout dans le monde, de la **surmortalité des abeilles** sauvages et domestiques? Dans l'état actuel des recherches, il semble que ce «syndrome d'effondrement des colonies» ait plusieurs origines: **pesticides,** parasites, virus, pollution, diminution des fleurs à pollen, changement climatique, émissions électromagnétiques... En France comme aux États-Unis, près de **30% des colonies d'abeilles disparaissent chaque année**, et des milliers d'apiculteurs ont déjà cessé leur activité.

Ces insectes écologiques pollinisent, notamment, un tiers de l'alimentation mondiale.

«Si l'abeille disparaissait de la surface du globe, l'homme n'aurait plus que quatre années à vivre»: cette affirmation attribuée à Einstein est-elle exacte? Ces insectes écologiques pollinisent notamment un tiers de l'alimentation mondiale, en particulier les fruits et légumes, et deux tiers des plantes à fleurs. Le destin de l'humanité est-il alors d'avoir moins de nourriture dans un monde en forte croissance démographique? Sans parler de l'impact de la disparition à un rythme inquiétant des abeilles sauvages, essentielles à la préservation de la biodiversité...

UN PARRAIN POUR LES ABEILLES

Face à cette situation, des apiculteurs passionnés proposent aux particuliers et aux entreprises le parrainage de l'outil de travail des abeilles: la ruche.

Ainsi, **Un toit pour les abeilles** permet à chacun de créer une nouvelle colonie d'abeilles pour quelques dizaines d'euros. Vous choisissez le nombre d'abeilles que vous souhaitez parrainer, et vous recevez en échange le fruit de leur travail, le miel, dans des pots à votre nom. La ruche – elle aussi à votre nom – est installée chez un apiculteur français, bio si vous en faites la demande. À noter qu'une ruche contient 40 000 à 60 000 abeilles. Ce service permet par ailleurs de soutenir une activité en milieu rural. Un concept innovant, à mi-chemin entre le don à une association écologique et l'achat de produits du terroir.

Sur **26 rue du miel,** l'apiculteur fournit un certificat de parrainage avec la photo de votre ruche, et il demande de respecter l'environnement, notamment de ne pas traiter les plantes avec des insecticides. À noter que vous pouvez une fois dans l'année devenir l'assistant de l'apiculteur pour découvrir le monde des abeilles et du rucher.

Au **Domaine Petricajola,** le parrainage s'effectue sur un miel corse d'appellation d'origine protégée : il vous faudra choisir entre la poésie du miel de maquis d'automne et celle du miel de maquis d'été.

www.26ruedumiel.com | www.domaine.petricajola.sitew.com | www.untoitpourlesabeilles.fr

#06 J'INVESTIS DANS UN ZÉBU POUR LUTTER CONTRE LA PAUVRETÉ

« Donnez à un homme un poisson et vous le nourrirez pour un jour, apprenez-lui à pêcher et il se nourrira toute sa vie… » Or, sur **un milliard** de personnes souffrant de **malnutrition** dans le monde, plus de **70 % sont des paysans**. Et l'on prévoit que, en 2025, 60 % de la population défavorisée vivra encore en milieu rural. Dans ce contexte, **l'élevage est donc essentiel** pour permettre à des millions de familles d'acquérir une autonomie durable et de mieux se nourrir.

LES ZÉBUS DU MICROCRÉDIT

Zebunet, créée en 2001 par Gérard Feldzer, est une association de solidarité internationale originale qui vous permet d'acheter un zébu, une brebis, une chèvre, un cochon ou un dromadaire, et de le mettre à la disposition d'une famille dans le but de l'aider à cultiver la terre, de lui donner du lait, du fumier, des petits, et de lui permettre de vivre décemment. Il s'agit donc d'**épargne éthique** (un plan épargne zébu !) et de partenariat économique, et non pas de don anonyme, car vous restez propriétaire de l'animal jusqu'à ce que la famille ait remboursé à Zebunet à la fois le capital (par des remboursements mensuels) et les intérêts (environ 3 %) grâce aux produits de son élevage. À noter que, pour acheter un animal, il faut être membre de l'association.

En 2025, 60 % de la population défavorisée vivra encore en milieu rural.

VIVRE TOUS SIMPLEMENT POUR QUE TOUS PUISSENT SIMPLEMENT VIVRE.

GANDHI

À la fin du remboursement, vous êtes libre de renouveler l'opération auprès d'une autre famille ou de récupérer votre argent en monnaie locale. Vous pourrez par ailleurs choisir un nom pour l'animal, il vous sera communiqué un certificat portant sa photo, et le contact de l'emprunteur. Les programmes sont actuellement destinés au Vietnam, à la Mauritanie, au Niger, à Madagascar et au Bangladesh. Et l'on peut même se rendre sur place pour visiter la porcherie de Peggy !

La **ZOB (Zebu Overseas Board)** est un autre projet qui fonctionne sur le même principe et qui cible son action en direction des paysans malgaches les plus démunis, qui n'ont accès à aucune autre source institutionnelle de financement.

LES DONATEURS DE L'ÉLEVAGE

Avec l'association **Élevages sans frontières,** j'offre une chèvre, une poule, un mouton, un lapin, un cochon ou une vache pour aider une famille à subvenir à ses besoins (soins, éducation...) et à mieux se nourrir durablement, tout en luttant contre la pauvreté. Un **don** – et non plus un prêt – permet de financer l'achat de l'animal, le transport, le matériel d'élevage, la formation, et l'assistance vétérinaire, technique et commerciale. Le **principe solidaire du « passage de don »** est adopté pour chaque programme : une fois le troupeau formé et sa longévité assurée, la famille bénéficiaire donne à son tour le nombre d'animaux reçus à une autre famille dans le besoin. Un effet multiplicateur essentiel pour aider un maximum de familles...

www.elevagessansfrontieres.org | www.zebu.net | www.zob-madagascar.org

#07 JE PRATIQUE LA PENSÉE POSITIVE OU NON VIOLENTE

« La plus grande force dont puisse disposer l'humanité est la non-violence », affirmait Gandhi. Notre modèle de société actuel repose en effet sur des valeurs de domination et de compétition. Un changement profond de paradigme suppose de s'orienter vers des comportements coopératifs et constructifs. Et n'y a-t-il pas de plus grand cadeau que d'offrir aux autres **une écoute et un respect,** tout en envoyant autour de soi des pensées positives ?

LA BIENVEILLANCE NON VIOLENTE

Initiée par le **Dr Rosenberg,** la **communication non violente** (CNV) est une méthode verbale de dialogue visant à créer des relations fondées sur l'empathie, la coopération et le respect de soi. Simple et puissante, elle s'élabore en quatre étapes : l'observation des faits **sans jugement,** la prise en compte des émotions qu'elle éveille, la reconnaissance des besoins liés, et l'expression d'une demande claire, positive et négociable. Quelques émotions : heureux, intrigué, soulagé, étonné, triste, inquiet, vexé. Quelques besoins : reconnaissance, autonomie, estime de soi, confiance, sécurité, amour, réconfort.

À travers un équilibre entre une **écoute attentive** et une expression claire, il s'agit de bien réfléchir aux mots prononcés, d'éviter toute critique, et de remplacer l'accusation (« Tu m'agaces car tu as fait... ») par un questionnement. La démarche entraîne toute relation sur un terrain plus harmonieux, et **facilite la résolution des conflits.** Couples, parents, soignants, enseignants... : elle peut servir à tout le monde. Et comme il s'agit autant d'exprimer ce que l'on ressent que d'aider son interlocuteur à faire de même, elle peut s'appliquer envers l'autre aussi bien qu'envers soi-même. La communication est un art qui ne s'improvise pas forcément...

PO-SI-TI-VONS !

Que chaque pensée qui sort de votre esprit soit une fleur... Car si nos pensées sont des énergies et qu'elles ont un effet déterminant sur nos vies, faisons en sorte qu'elles soient le plus positives possible. « Essayez simplement chaque jour d'avoir plus d'émotions positives que d'émotions négatives, et vous serez un meilleur être humain », nous dit le **dalaï-lama**. Reste à mettre cela en pratique... On peut, par exemple, se concentrer sur un souvenir agréable lorsque des émotions négatives surgissent. Essayons tout simplement d'apprendre à **penser lumière** au lieu de penser obscurité. Ainsi, durant une maladie, imaginons-nous guéri plutôt que souffrant. **Émile Coué,** le père de la pensée positive avec sa célèbre méthode, nous suggérait de répéter vingt fois de suite et trois fois par jour : **« Tous les jours et à tous points de vue, je vais de mieux en mieux. »** De l'autosuggestion pure, partant du postulat que la première faculté de l'homme est l'imagination et que celle-ci peut être orientée. La coach Christine Lewicki, elle, a lancé le challenge **J'arrête de râler,** à tenir pendant 21 jours. À chacun sa méthode...

Créer des relations fondées sur l'empathie, la coopération et le respect de soi.

Alors nourrissons-nous de pensées positives et, surtout, partageons-les avec le monde !

www.jarretederaler.com | www.methodecoue.com | www.nvc-europe.org

#08 JE ME LANCE DANS LE COVOITURAGE ET L'AUTOPARTAGE

En France, le taux d'occupation d'une voiture est de **1,3 personne,** et les trois quarts des automobiles en fonctionnement ne sont occupées que par le seul conducteur... La réponse à cet état de fait – peu écologique – n'est-elle donc pas dans le partage de nos voitures ?

LE SUCCÈS DU COVOITURAGE

Le covoiturage consiste pour plusieurs utilisateurs à partager un même véhicule afin d'effectuer un **trajet commun** au lieu d'utiliser des véhicules distincts. À la différence du taxi, c'est donc le conducteur qui fixe le trajet. Selon l'Ademe (Agence de l'environnement et de la maîtrise de l'énergie), près de **3 millions de particuliers** utilisent dorénavant chaque année ce service, dont le succès récent ne se dément pas. Ses avantages ? Il permet de réduire les coûts de transport (prix du carburant, usure et maintenance de la voiture), les **émissions de gaz à effet de serre** (1 tonne de CO_2 par an économisée par covoitureur régulier, selon l'Ademe), les **polluants nocifs,** le nombre d'accidents, les embouteillages, la pollution sonore, voire aussi les temps de trajet, mais également de passer un moment convivial, d'aider parfois des personnes ne possédant pas de véhicule et de resserrer le lien social.

La possession d'un véhicule particulier représente un budget mensuel d'environ 500 €.

Voyager à plusieurs, c'est une bonne idée, mais il faut s'organiser... Que ce soit pour des trajets réguliers, ponctuels, de proximité ou de longue distance, plus de 200 sites français de covoiturage existent maintenant sur la Toile. Nous retiendrons **Covoiturage.fr, 123envoiture** et **La Roue verte.** Le partage des frais (le conducteur fixe le tarif à l'avance, par exemple un Paris-Lyon à 30 euros ou un Bordeaux-Toulouse à 20 euros) et les enjeux écologiques restent les principales motivations du covoiturage. Le ministère de l'Écologie a même créé la première **journée du Covoiturage,** en septembre 2010, en partenariat avec la **Fédération du covoiturage.** Faut-il dorénavant parler de phénomène de société ?

L'AUTOPARTAGE EN CHEMIN

La possession d'un véhicule particulier représente un budget mensuel d'environ 500 euros. Les services d'autopartage permettent, sur un simple coup de fil, de disposer d'un véhicule entretenu pour quelques heures ou quelques jours moyennant une adhésion et un prix d'utilisation, par exemple sur **Mobizen** ou **Okigo,** à Paris. Quant à **Deways,** il permet à des particuliers de partager leur véhicule quand ils ne l'utilisent pas en échange d'une compensation financière.

Selon une étude européenne, un véhicule partagé remplace 4 à 8 voitures privées, ce sont donc autant d'émissions de CO_2 en moins... Et Paris souhaite frapper un grand coup avec l'**AutoLib** : d'ici fin 2011, 3000 voitures électriques devraient en effet être en libre-service dans la capitale ainsi que sur 27 communes voisines, et disponibles dans 1000 stations. Avec ou sans abonnement, l'automobiliste pourra alors retirer une voiture et la rendre sur la station de son choix. Une révolution antipollution est en marche...

www.123envoiture.com | www.autolib-paris.fr | www.covoiturage.fr | www.deways.fr | www.feduco.org | www.laroueverte.com | www.mobizen.fr | www.okigo.com

#09 JE DONNE MES OBJETS INUTILISÉS

Halte au gaspillage, **ne jetez plus, donnez** ! Pour augmenter la durée de vie des objets, désengorger les déchèteries, réduire les émissions de CO_2, éviter l'utilisation de nouvelles matières premières, recycler, aider une association et des populations démunies... remettre des objets dans le circuit de la consommation à travers le don engendre de multiples **bénéfices écologiques et sociaux.** Nos placards, greniers et caves sont remplis d'objets qui ne servent plus et dont on ne sait que faire. Nous pouvons leur **donner une deuxième vie.**

Nos placards, greniers et caves sont remplis d'objets qui ne servent plus.

Pour savoir comment offrir généreusement ces objets tout en rendant service à une autre personne, suivez le guide !

TOUT DONNER

Depuis toujours, **Emmaüs France** collecte des objets (meubles, vêtements, vaisselle, électroménager, son et image, livres, disques, bibelots, etc.), et les revend dans ses bric-à-brac parisiens afin de donner du travail aux exclus. Le réseau des **Ressourceries**, lui, collecte les objets dont vous souhaitez vous débarrasser pour les réparer et les revendre à travers 50 magasins dans toute la France, sans but lucratif. Une activité qui crée ainsi des centaines d'emplois et permet une sensibilisation du public à l'écologie. Enfin, de nombreux sites d'annonces de dons pour tout un chacun se sont par ailleurs montés sur la Toile : citons **Freecycle** (communauté de 8 millions de membres à travers le monde), **Don contre don, Je-donne, My Recycle Stuff, Recupe** ou encore **Donnons !**

LUNETTES

Depuis 1974, l'association **Lunettes sans frontière,** « Les yeux du cœur pour voir le monde », collecte des lunettes pour les malvoyants pauvres du tiers-monde. En Afrique, une paire de lunettes représente 6 à 8 mois de salaire, et, dans certaines régions, le premier opticien est à 1 000 kilomètres. Dans beaucoup de foyers se trouvent des lunettes qui ne servent plus, mais qui seraient très utiles dans les pays en développement, et même en France, où des personnes en situation précaire n'ont pas les moyens de s'en acheter. Alors, faisons un colis à l'association avec nos vieilles paires de lunettes !

LIVRES

Des centaines de millions de personnes dans les pays en développement sont privées d'accès aux livres. Dans les quelques bibliothèques publiques, les ouvrages fondamentaux sont souvent absents, sans parler de zones entières sans bibliothèques. Pour répondre à ce besoin, vous pouvez donner vos livres en bon état aux associations **Bibliothèques sans frontières, Adiflor** ou **Livres sans frontières.** Avec **Adiflor**, par exemple (« Semons le plaisir de lire en français »), plus de 200 000 livres sont offerts chaque année sur les cinq continents. Quant à l'association **Oxfam France,** elle a ouvert deux bouquineries (dons et achats) à Paris et à Lille. Enfin, vous pouvez faire venir gratuitement **Recyclivre,** qui reprendra vos livres d'occasion, les revendra et reversera 10 % du prix de vente à une association (actuellement les programmes d'éducation d'**Aide et Action**).

JOUETS

Chaque fin d'année depuis 1976, les **Pères Noël verts** du **Secours populaire** donnent un coup de main au Père Noël en organisant de grandes collectes de jouets pour les familles défavorisées. Certains magasins de jouets, comme *La Grande Récré*, aident à la collecte avec des « hottes de l'amitié ». L'association **Vaincre l'autisme** organise à certains moments de l'année dans différentes villes de France des collectes de jouets à destination d'enfants autistes en France, au Maroc et au Cameroun. Et, toute l'année, le site associatif **Je donne mes jouets** propose, avec son service d'annonces, de donner ses jouets inutilisés à toute personne intéressée.

VÊTEMENTS, TEXTILES ET CHAUSSURES

L'association **Le Relais** (membre d'**Emmaüs France**) crée de l'emploi pour les exclus grâce aux vêtements d'occasion, textiles usagés et chaussures, collectés partout en France grâce à 8 000 conteneurs (emplacements indiqués sur le site). Les produits en bon état (5 %) seront revendus dans les boutiques **Ding Fring,** 35 % des vêtements seront exportés vers l'Afrique afin de créer de l'emploi sur place, et 45 % seront recyclés en isolant écologique pour le bâtiment. Pas de pertes, tout se transforme…

ORDINATEURS

De nombreuses structures d'insertion sont spécialisées dans la collecte, le reconditionnement ou la vente d'ordinateurs usagés. Elles sont toutes répertoriées sur le site **Don ordi.** Citons notamment l'association **Ecodair,** créée en 2005, qui revend sur son site des ordinateurs remis à neuf, et qui a pour particularité d'employer des personnes handicapées.

TÉLÉPHONES PORTABLES

Rien ne se crée, rien ne se perd… tout se donne et se recycle !

Plus de 20 millions de téléphones portables sont changés chaque année en France, mais à peine 10 % des Français ont le réflexe du recyclage. Pour pallier ce problème, **Monextel** propose de recycler ou de donner une seconde vie à son téléphone sur le marché de l'occasion, tout en effectuant deux gestes solidaires : d'une part, un reversement de la somme correspondant à la valeur de l'appareil à une association de notre choix, et d'autre part, l'emploi de personnes en situation de handicap.

VOITURES

Chaque année, 1,4 million de voitures sont conduites à la destruction, alors que, pour beaucoup, se déplacer est un besoin élémentaire. Créée en 2005 par un ancien concessionnaire, l'association **Les Autos du cœur** propose de récupérer vos voitures pouvant encore parcourir de nombreux kilomètres. Déjà plus de 1 200 véhicules ont été fournis aux plus démunis.

don.ordi.free.fr | fr.freecycle.org | www.adiflor.org | www.bibliosansfrontieres.org | www.doncontredon.fr | www.donnons.org | www.emmaus-defi.org | www.je-donne.org | www.je-donne-mes-jouets.org | www.lerelais.org | www.lesautosducoeur.fr | www.livres-sans-frontieres.org | www.lunettes-sans-frontiere.org | www.monextel.com | www.myrecyclestuff.com | www.ordinateur-occasion.com (site de l'association Ecodair) | www.oxfamfrance.org | www.recupe.net | www.recyclivre.com | www.ressourcerie.fr | www.secourspopulaire.fr | www.vaincrelautisme.org

#10 J'APPORTE MA VOIX À DES PÉTITIONS

Agissons, signons ! Il nous a souvent été proposé de signer des pétitions, et nous n'avons alors pas agi, pensant que cela n'aurait sans doute aucun impact. Grâce à la simplicité d'usage d'Internet, **le principe des pétitions et autres cyberactions a pris une réelle ampleur**, et nous n'en sommes sans doute qu'au début… Ainsi, cette pétition-événement « 1 million de signatures pour un avenir sans OGM », lancée dans les 27 États membres de l'Union européenne par Greenpeace et Avaaz. Première initiative citoyenne européenne

UNE PERSONNE PEUT FAIRE LA DIFFÉRENCE ET TOUTES LES PERSONNES DEVRAIENT ESSAYER.

JOHN FITZGERALD KENNEDY

inaugurant le dispositif de **démocratie participative** prévu par le traité de Lisbonne, elle a été remise officiellement à la Commission européenne le 9 décembre 2010.

Tout comme pour une élection, **indignons-nous,** ainsi que le suggère l'humaniste Stéphane Hessel, et donnons notre voix aux causes que nous souhaitons défendre !

WORLD PÉTITIONS

Pour les citoyens du monde, le mastodonte du sujet **Avaaz** (signifiant « voix » dans plusieurs langues d'Asie, du Moyen-Orient et de l'Europe de l'Est) a été lancé en 2007 et se donne comme mission de **« réduire l'écart entre le monde que nous avons et le monde voulu par la majorité d'entre nous »**. Actif dans 14 langues et représentant une puissante force de plus de 7 millions de membres et 35 millions d'actions individuelles dans 193 pays, ce projet est entièrement financé par ses adhérents. Ses actions : signer des pétitions, financer des encarts dans les médias, envoyer des messages et des appels téléphoniques aux dirigeants, organiser des manifestations. Au menu avec un bilan positif : la défense des éléphants, la solidarité avec Haïti, la sauvegarde de la forêt amazonienne, les bombes à sous-munitions… L'ancien Premier ministre britannique Gordon Brown a d'ailleurs déclaré qu'Avaaz « avait fait avancer les idéaux du monde », et Al Gore considère qu'« Avaaz est une source d'inspiration et a déjà fait beaucoup changer les choses ».

Donnons notre voix aux causes que nous souhaitons défendre !

Le site **Change,** lui, a été lancé en 2006 (mais il n'existe qu'en anglais) et fournit des outils pour des milliers d'associations dans le monde : « Que voulez-vous changer aujourd'hui ? »

À LA FRANÇAISE…

En France, les associations créent leurs propres pétitions. Comme le **WWF** pour sauver l'ours brun des Pyrénées, pour la protection du tigre, pour le bio à la cantine, contre le projet de Formule 1 à Flins, ou pour la conservation du principe de précaution. Comme **Greenpeace** contre les OGM, pour l'interdiction du bois illégal en Europe, ou contre le massacre des baleines par le Japon.

D'autres projets comme **Mes opinions** et **Cyber acteurs** cherchent à fédérer les actions des citoyens. **Cyberacteurs** fait ainsi le pari de rassembler autour d'une autre approche de la démocratie, de l'économie et de la solidarité entre les peuples et les êtres humains, tandis que **Mes opinions** met sa plate-forme technologique de pétitions à la disposition de chacun.

www.avaaz.org | www.change.org | www.cyberacteurs.org | www.mesopinions.com

#11 JE NETTOIE LES PLAGES, LES MONTAGNES OU LES RIVIÈRES

« Quand on a terminé sa toilette du matin, il faut faire soigneusement la toilette de la planète », suggérait le Petit Prince de Saint-Exupéry… Il semblerait que les humains n'aient prêté qu'une oreille distraite à ce souhait. Et face aux **nombreux déchets** qui jonchent notre belle nature, devenus un risque majeur pour la **biodiversité**, il y a des moyens de se mobiliser ! Le premier pourrait être de se donner des objectifs au quotidien (par exemple ramasser 5 papiers par jour), le deuxième serait de systématiquement se promener dans la nature avec un sac à détritus, le troisième de rejoindre une association qui organise des opérations de nettoyage.

DES OCÉANS AUX MONTAGNES

L'association **Surfrider Foundation Europe,** issue d'un réseau mondial de 50 000 membres créé en 1984 par une poignée de surfers à Malibu, en Californie, et dédiée à la protection de l'océan, des vagues et du littoral, organise depuis quinze ans les **Initiatives océanes** le premier week-end du printemps. Deux jours pour nettoyer les plages de ses macrodéchets dans toute l'Europe, grâce à la mobilisation de 20 000 bénévoles sur 500 sites. Sachant que ces macrodéchets ne sont pas biodégradables et finissent dans les estomacs des tortues, des phoques, des poissons ou encore du plancton !

Les macrodéchets ne sont pas biodégradables et finissent dans les estomacs des tortues.

La montagne n'est pas en reste, grâce à l'association **Mountain Riders.** Chaque année, durant un week-end au printemps, réapparaît le **Collectif de ramassage des déchets en montagne,** et habitants, vacanciers, professionnels et associations sont ainsi invités à ramasser les déchets abandonnés durant l'hiver sur les pistes, sous les télésièges et sur les fronts de neige. En 2010, le compteur a affiché pas moins de 65 tonnes ramassées par 6 000 bénévoles sur plus de 165 lieux.

DU GLOBAL AU LOCAL

La campagne de ramassage de déchets **Clean up the World,** créée en 1993 par l'Australien **Ian Kiernan** avec le concours du Programme des Nations unies pour l'environnement, a lieu durant un week-end de septembre. Chaque année, jusqu'à 35 millions de bénévoles dans plus de 120 pays sont ainsi mobilisés, faisant de cette opération la plus grande campagne écologique mondiale. Citons aussi **Nettoyons la nature,** des magasins Leclerc, programme annuel de collecte de déchets en septembre existant depuis treize ans.

Et localement, toute l'année, vous trouverez peut-être votre association, comme **Ose** – Organe de sauvetage écologique, créé par Edouard Feinstein –, en région parisienne, qui œuvre dans l'ombre depuis vingt ans pour que les berges de la Seine et de la Marne cessent de ressembler à des décharges, ou **Les Rikikibians,** en région. Munissez-vous de gants, bottes et sacs poubelle, et partez à la pêche aux détritus: canettes, papiers, pneus, chariots, poussettes, écrans de télévision, ordinateurs, ferraillle, bidons...

Aux armes, **écocitoyens,** retroussez vos manches pour les générations futures!

www.cleanuptheworld.org | www.initiativesoceanes.org | www.lesrikikibians.fr | www.mountain-riders.org | www.oseonline.net | www.surfrider.eu

#12 JE SIGNE LA CHARTE DE LA COMPASSION

Et si la compassion, cette valeur universelle inscrite en chacun des êtres humains pour un meilleur respect des uns et des autres, était contagieuse? Voilà tout l'enjeu de la **charte de la Compassion**, que chacun peut maintenant signer sur Internet.

LES IDÉES DU TED

Tout commence en février 2008, lorsque **Karen Armstrong,** une essayiste britannique spécialiste des liens entre les religions, se voit attribuer le fameux **TED Prize** («Ideas worth spreading»), lequel récompense chaque année des personnalités d'exception qui ont un souhait pour changer le monde. «Une des tâches les plus urgentes de notre génération est de construire une communauté globale où les hommes et les femmes de toutes les races, nations et idéologies peuvent vivre ensemble en paix», déclare-t-elle alors. Tous les peuples du monde sont invités, pendant plusieurs mois et de manière collaborative, à co-écrire cette charte de la Compassion. Et celle-ci est lancée le 12 novembre 2009. Le projet est soutenu notamment par **Desmond Tutu,** prix Nobel de la paix en 1984, et par l'**Alliance des civilisations des Nations unies.**

La compassion peut faire tomber les barrières politiques, idéologiques.

LE PRÉCEPTE DE LA COMPASSION

Déjà signée par plus de 75 000 personnes, la charte débute ainsi: «Le précepte de compassion, qui est au cœur de toutes les traditions religieuses, spirituelles et éthiques, nous invite à toujours traiter autrui de la manière dont nous aimerions être traités nous-mêmes. La compassion nous incite à nous engager sans relâche à soulager les souffrances de tous les êtres et à apprendre à ne pas nous considérer nous-mêmes comme le centre du monde, mais à être capable de placer autrui à cette place centrale. Elle nous enseigne à reconnaître le **caractère sacré de chaque être humain** [...] ».

LA COMPASSION EN ACTION

Et elle se conclut de cette manière : « Nous devons **de toute urgence agir** pour que la compassion devienne une force dynamique et lumineuse qui puisse nous guider dans ce monde de plus en plus polarisé. Enracinée dans la ferme détermination à transcender l'égoïsme, la compassion peut faire tomber les barrières politiques, idéologiques, dogmatiques et religieuses. Née de la réalisation de notre profonde interdépendance, la compassion est essentielle aux rapports entre humains et pour une **humanité accomplie.** Elle est la voie vers l'illumination et elle s'avère indispensable à la création d'une économie plus juste et d'une communauté globale harmonieuse et pacifique ».

Cette charte est non seulement une déclaration d'intention, mais aussi un **appel à l'action** concrète, relayée par l'inscription de ses actes de compassion (un sourire, un geste, un don, une pensée...) sur le site Web. Albert Camus l'avait compris : **« Vieillir, c'est passer de la passion à la compassion. »** Sommes-nous capables d'imaginer quel serait notre monde si cette charte était le fondement de nos actions ?

www.charterforcompassion.org | www.ted.com

#13 J'HÉBERGE UN VOYAGEUR AVEC LE COUCHSURFING

L'hospitalité se perd-elle vraiment ? Grâce à Internet, celle-ci, qui va de soi dans beaucoup de pays, semble retrouver ses lettres de noblesse. « Il y a des moments où on a besoin de sortir de soi, d'accepter **l'hospitalité** de l'âme des autres », nous rappelait Marcel Proust. Alors sortons de notre cocon, et accueillons l'autre !

LES CANAPÉS DU VOYAGEUR

Avec **CouchSurfing.org** (littéralement « passer d'un canapé à l'autre »), site associatif créé en 2004 par un Américain, il est possible de proposer un canapé, une chambre d'amis, une cabane, un coin de jardin, non pas pour s'adonner à votre sport de glisse favori, mais bien pour héberger de manière gracieuse un ou plusieurs voyageurs. Créez votre profil (avec photo, centres d'intérêt et disponibilités) au sein de la communauté, et laissez les Couch-Surfers entrer en contact avec vous lors de leur passage. **Un concept basé sur la confiance** (mais confiance sécurisée grâce aux commentaires des internautes) et qui n'implique pas la réciprocité. Même si, souvent, le CouchSurfeur voyageur sera vraisemblablement à son tour un CouchSurfeur hébergeur une fois rentré chez lui.

Proposer un canapé, une chambre d'amis, une cabane, un coin de jardin.

« J'ai eu des visiteurs du monde entier, et chacun m'a apporté quelque chose » ; « Il n'y a pas de meilleur sentiment que d'arriver dans une ville et savoir que vous allez rencontrer quelqu'un » ; « Cela m'a ouvert les yeux et permis de voir le monde de manière différente, pas seulement un endroit à visiter, mais une opportunité de parler, partager, boire, rire »... Les témoignages se suivent et se ressemblent pour près de 2,5 millions de CouchSurfers inscrits, représentant 245 pays, 80 000 villes et près de 3 millions d'expériences d'hébergement réussies...

UNE HOSPITALITÉ ORGANISÉE

À l'opposé du voyage organisé, ces **réseaux sociaux** d'échange d'hospitalité permettent de se créer de nombreux contacts, de partager émotions et expériences, de découvrir un pays de l'intérieur, d'apprendre une langue étrangère, de voyager de manière libre ou en étant fauché (dans la continuité de l'auto-stop), tout en évitant de se retrouver à faire du porte-à-porte le soir même pour passer une nuit ! En résumé, l'objectif est de favoriser des expériences enrichissantes et positives. Mais surtout, comme le précise le slogan de CouchSurfing, il s'agit de **« participer à la création d'un monde meilleur, canapé après canapé »**, en dehors de toute notion marchande.

Un principe qui n'a pas attendu Internet pour voir le jour. Ainsi, **Servas,** une association permettant à chacun d'ouvrir sa porte aux voyageurs, est née en 1949 avec, comme utopie, de faire de l'amitié une base de la paix dans le monde. D'autres projets ont vu le jour depuis, comme **The Hospitality Club**, **Be Welcome**, **GlobalFreeloaders,** ou **Warmshowers,** ce dernier étant dédié aux cyclistes.

Un canapé vaut bien un voyage autour du monde...

www.bewelcome.org | www.couchsurfing.org | www.globalfreeloaders.com | www.hospitalityclub.org | www.servas.org | www.warmshowers.org

#14 JE PRÊTE À UN MICROENTREPRENEUR DU BOUT DU MONDE

Aider un individu à s'aider soi-même et participer à la révolution du **microcrédit,** c'est possible ! Au Bangladesh, le professeur **Muhammad Yunus,** devenu prix Nobel de la paix en 2006, crée en 1976 la **Graamen Bank,** dont l'objectif est de prêter sur parole aux laissés-pour-compte dont les banques ne veulent pas. Le microcrédit était né, il allait faire de nombreux petits…

KIVA, LE PRÉCURSEUR

Qu'ont en commun Céciliah du Kenya, Moustafa du Liban, Max du Nicaragua ou Ana du Salvador ? Ce sont des microentrepreneurs du bout du monde, dont vous pouvez, avec quelques euros et grâce à Internet, devenir les « microbanquiers ». Le pionnier dans ce domaine est l'Américain **Kiva, « les prêts qui changent la vie ».** Sur son site, recherchez un entrepreneur grâce à sa photo, son parcours, la description de son projet, le montant et l'usage qui sera fait du prêt, et les délais de remboursement. Prêtez tout (de 100 à 3 000 dollars par projet) ou partie de la somme, restez informé des remboursements, retrouvez votre capital au terme du prêt… et vous voilà parti pour le soutien à un autre projet ! Mais attention, en **banquier solidaire** que vous êtes, vous ne touchez pas d'intérêts. Santé, éducation, agriculture, commerce… grâce à ce concept ludique et utile, vous pouvez aider une personne qui a besoin de développer son activité ou qui n'a tout simplement pas de quoi vivre. Entre 2005 et 2010, Kiva a facilité plus de 200 millions de dollars de prêts – un prêt toutes les dix secondes ! – grâce à plus de 500 000 donateurs, sur plus de 200 pays, aidant ainsi plus de 500 000 entrepreneurs. **Quand les technologies contribuent à éradiquer la pauvreté dans le monde…**

Prêter sur parole aux laissés-pour-compte dont les banques ne veulent pas.

LA FRANCE MICROCRÉDITE !

En France, des projets ont vu le jour plus récemment, tout spécialement **Babyloan** et **MicroWorld.** Ce dernier ayant la particularité d'être issu du groupe caritatif **PlaNet Finance,** déjà spécialiste international du microcrédit, dont le président est **Jacques Attali.** Comme il le précise lui-même : « En permettant aux plus pauvres d'avoir accès aux moyens de leur développement, la microfinance leur permet d'être des acteurs et non des sujets de la société. » Et grâce à **Babyloan,** des **passeports cadeaux** peuvent par ailleurs être offerts à un proche afin qu'il puisse lui-même soutenir un microentrepreneur : de l'« argent solidaire », en somme…

**C'EST LE DEVOIR
DE CHAQUE HOMME
DE RENDRE AU MONDE
AU MOINS AUTANT
QU'IL EN A REÇU.**

ALBERT EINSTEIN

Vous pouvez aussi faire un don au premier opérateur de microcrédit en France, l'**Adie** (Association pour le droit à l'initiative économique), créée par l'économiste **Maria Nowak** en 1989. En France, près de chez vous, des personnes sont exclues du marché du travail et du système bancaire, et vous pouvez ainsi les aider à créer leur propre emploi. L'Adie organise par ailleurs chaque année en juin, la **semaine du Microcrédit.**

« Quand un homme a faim, mieux vaut lui apprendre à pêcher que de lui donner un poisson. » À nous de mettre en pratique avec le microcrédit ce fameux dicton issu de la sagesse chinoise...

www.adie.org | www.babyloan.org | www.kiva.org | www.kivaenfrancais.org | www.microworld.org

#15 JE CRÉE OU PARTICIPE À UNE AMAP DANS MON QUARTIER

Une **Amap** (Association pour le maintien d'une agriculture paysanne) regroupe des consommateurs qui paient à l'avance un panier de fruits et légumes distribué directement, généralement une fois par semaine, par un agriculteur. En France, déjà 12 % des consommateurs de produits bio achètent, tous canaux confondus, en direct auprès d'un producteur. **Êtes-vous prêt pour une expérience humaine d'achat ?**

UN PEU D'HISTOIRE

L'idée est née au Japon au début des années 1960, grâce à des mères de familles inquiètes de l'insécurité alimentaire due à la contamination par du mercure de la baie de Minamata : les **Teïkei** étaient créées. Ces réseaux n'ont cessé de se développer au Japon, où près d'une famille sur trois participe désormais à une Teïkei. Au milieu des années 1980, le concept – alors appelé **Community Supported Agriculture (CSA)** – migre vers les États-Unis. En France, la première Amap est créée en 2001 à Aubagne. On en compte maintenant plus de 1 000 sur notre territoire approvisionnant près de 50 000 familles, soit 200 000 personnes.

DU PRODUCTEUR AU CONSOMMATEUR

L'objectif principal d'une Amap est de mettre en lien paysans et consommateurs, pour permettre aux premiers de se garantir un revenu décent et de pérenniser leur métier, et aux seconds de bénéficier de **produits frais et sains,** au rythme des saisons, sans intermédiaires, sans frais d'emballages, de conservation ou de transport.

Les points positifs de cette démarche alternative sont multiples : se réapproprier l'acte de se nourrir, faire acte de solidarité avec le monde paysan, encourager l'**autosuffisance alimentaire** par la relocalisation, prendre soin de sa santé, libérer l'agriculteur des soucis de la commercialisation, lui permettre de transmettre son savoir-faire aux consommateurs, créer des emplois dans l'agriculture biologique, favoriser le petit producteur plutôt que l'industrie agroalimentaire, stopper l'hémorragie des paysans, réduire l'utilisation des produits chimiques, ou encore les pollutions liées au transport dans l'agriculture.

Favoriser le petit producteur plutôt que l'industrie agroalimentaire.

COMMENT CRÉER UNE AMAP ?

Tout d'abord, constituer un groupe de consommateurs intéressés – le plus facile, car il y a souvent des files d'attente. Puis créer une association avec l'aide du **Creamap** (Centre de ressources pour l'essaimage des Amap en France), rechercher un producteur local, recruter des adhérents, trouver un local pour les livraisons, et c'est parti pour la distribution des paniers ! Le calcul du prix du panier, préacheté en début de saison, se fait en incluant l'ensemble des coûts de production, et non pas suivant les cours du marché. Il est conçu pour une famille (couple et deux enfants), avec un minimum de dix produits par saison.

Mais l'important est peut-être ailleurs, par exemple dans les **valeurs de partage,** de solidarité et de lien qui sous-tendent ce soutien permanent d'un agriculteur par une communauté…

www.amap-france.fr | www.amap-idf.org | www.miramap.org | www.urgenci.net

#16 JE DONNE MON SANG, MA MOELLE OSSEUSE, MES GAMÈTES

« Le plus beau don, c'est le don de soi », résument les associations à l'origine de l'obtention, en 2009, du label **Grande Cause nationale.** Car il existe de multiples façons de donner de sa santé sans perdre la sienne… « Laurette a souffert plus de dix mois, puis elle nous a quittés dans les terribles souffrances d'une leucémie aiguë. J'ai pu constater à quel point il y avait un **manque d'information** auprès du public. Il est difficilement acceptable de voir mourir un être humain parce que d'autres n'ont pas su qu'ils pouvaient le sauver », écrit sa mère, Stéphanie Fugain, fondatrice de l'**Association Laurette Fugain,** l'une des plus actives sur le sujet.

Chaque année, le 14 juin, se tient la **journée mondiale du Don du sang**.

DON DU SANG

Géré par l'Établissement français du sang, c'est le don le plus courant. Après le prélèvement, les trois principaux composants sanguins – plaquettes, plasma et globules rouges – sont séparés. Une femme peut donner son sang 4 fois par an, un homme, 6 fois. Mais seuls 5 % des Français donnent…

DON DE PLAQUETTES

La transfusion régulière de plaquettes – lors d'une leucémie ou de chimiothérapies – permet d'éviter les risques d'hémorragies mettant en jeu la vie des malades. Les plaquettes ne se conservent que cinq jours, des dons réguliers (jusqu'à 12 fois par an) sont donc indispensables.

Il existe de multiples façons de donner de sa santé sans perdre la sienne.

DON DE PLASMA

Les polytraumatisés (accidents graves), les grands brûlés, les hémophiles et ceux qui souffrent de troubles immunitaires graves ont besoin de plasma. Don possible toutes les 2 semaines.

DON DE MOELLE OSSEUSE

Répartie dans les os du corps, la moelle osseuse renferme les cellules souches donnant naissance aux cellules du sang. La moelle osseuse du donneur devant être compatible avec celle du malade, il faut s'inscrire à un registre des donneurs volontaires.

DON DE SANG DU CORDON

Alternative à la greffe de moelle osseuse, ce don a des chances plus élevées de trouver un donneur, car il requiert une compatibilité moindre. Le don de sang placentaire s'adresse aux mères d'un nouveau-né, dont l'accord est recueilli en cours de grossesse.

DON DE SPERME

Il est gratuit, anonyme, basé sur le volontariat et l'accord du conjoint. Une banque de sperme a été créée pour conserver le sperme congelé sous forme de paillettes dans l'azote liquide à – 196 °C. Ce don permettra à un couple en difficulté de procréation de donner naissance à un enfant.

DON D'OVULE

Destiné aux couples qui désirent procréer et dont la conjointe ne peut pas produire ses propres ovocytes, ce don peut être fait par les femmes de moins de 37 ans qui sont déjà mères.

Tout au long de sa vie, il est ainsi possible de **donner et redonner** vie et espoir à des patients en attente de dons. Aidons-les avant d'en avoir peut-être nous aussi besoin…

www.dondemoelleosseuse.fr | www.dondespermatozoides.fr | www.dondovocytes.fr | www.dondusang.net | www.laurettefugain.org

#17 JE DEVIENS BÉNÉVOLE DANS UNE ASSOCIATION

Donnez de votre temps, devenez bénévole ! Plus de **1 million d'associations** existent aujourd'hui en France, 4 sur 5 ne fonctionnent qu'avec des bénévoles, et la quasi-totalité en recherchent. La France compterait déjà **14 millions de bénévoles** dans une Europe en comprenant 94 millions. Le secteur associatif en France devient en effet une troisième force après l'État et le secteur privé. « L'homme ne peut rien faire en bien ou en mal qu'en s'associant », précisait le père de **la loi de 1901** sur les associations à but non lucratif, Pierre Waldeck-Rousseau. La **journée mondiale du Bénévolat,** fixée le 5 décembre, a été créée en 1985 par les Nations unies pour promouvoir le travail des bénévoles et des associations.

POURQUOI ÊTRE BÉNÉVOLE ?

Le bénévolat est une activité non rémunérée (hors frais d'activité), non soumise à un contrat de travail, librement choisie et qui s'exerce en général au sein d'une association. **Le bénévolat vient du mot latin *benevolus*, qui signifie « bonne volonté ».** Il peut s'exercer dans la culture et les loisirs, les sports, l'action sociale, sanitaire et humanitaire, la défense des droits, l'éducation, la religion ou encore l'environnement. Si vous souhaitez trouver et mieux connaître les associations, les sites **Je veux aider** et **Une association par jour** pourront vous y aider. Être utile aux autres est sans doute la raison principale pour devenir bénévole. Mais d'autres motivations émergent en chemin, comme apporter sa contribution à un mouvement collectif, participer à l'évolution de la société, porter des projets, élargir son champ de compétences, mettre en pratique des savoirs déjà acquis, transmettre ses passions, donner un sens à sa vie ou simplement créer des relations avec des personnes différentes.

Être utile aux autres est sans doute la raison principale pour devenir bénévole.

DE L'IDÉE À L'ACTION…

Afin d'aider à mieux aider, l'association **France bénévolat,** à travers son site et ses 200 relais d'informations locaux, permet à toute personne de trouver sa mission de bénévole, en fonction de son temps disponible, de ses centres d'intérêts et de ses compétences. L'association **Espace bénévolat,** quant à elle, donne accès sur Internet à une base de données de plus de 4000 missions bénévoles sur tout le territoire, alimentée par 800 associations. Cette même association a par ailleurs créé **Jeune & bénévole,** un site dédié aux 14-25 ans qui souhaitent s'engager. Car même les mineurs peuvent devenir bénévoles, dès 14 ans, avec l'accord de leurs parents.

Créé par France bénévolat en 2008, le **passeport bénévole** est un support écrit qui permet de conserver une trace précise de ses missions de bénévole et ainsi de faire fructifier son engagement dans un parcours professionnel (entretiens d'embauche, validation des acquis de l'expérience). Si vous êtes engagé dans l'action humanitaire, l'association **Bioforce** pourra, comme pour 1000 personnes chaque année, mettre à votre disposition une formation complémentaire. À noter enfin qu'un chômeur indemnisé peut être, sous certaines conditions, bénévole sans perdre le bénéfice de ses allocations.

www.bioforce.asso.fr | www.espacebenevolat.org | www.francebenevolat.org | www.jeuneetbenevole.org | www.jeveuxaider.com | www.passeport-benevole.org | www.uneassociationparjour.com

#18 JE TENDS VERS LA SOBRIÉTÉ DANS MA CONSOMMATION

« Je suis riche des biens dont je sais me passer… » Au royaume de la consommation et du «toujours plus», regardons en face notre frénésie de publicités, notre boulimie d'accumulation, **notre obsession de la possession,** notre peur de manquer et notre addiction à la nouveauté. Elles ne nous rendent pas plus heureux, nous obligent à travailler plus pour consommer plus, contribuent à la dégradation des écosystèmes, participent à l'exploitation de populations et engendrent une perte des valeurs humaines. Alors n'est-il pas temps de s'interroger sur cette consommation? Nos choix nous appartiennent. **Nous pouvons vivre mieux avec moins**. Laissons de côté notre SAC (syndrome d'achat compulsif), et embarquons pour une consommation sobre, simple et responsable!

PRENDRE DU RECUL AVANT D'ACHETER

Dans cette société de l'immédiateté, réfléchissons avant d'agir. Avons-nous vraiment besoin de ce nouveau gadget vite démodé? Ce vêtement à la mode est-il si utile alors que l'armoire en regorge? Cet objet ne va-t-il pas finir sur une étagère à prendre la poussière? A-t-on vraiment besoin de ces nombreuses crèmes de beauté, que la publicité nous présente comme indispensables?

LOUER, EMPRUNTER OU ÉCHANGER AU LIEU D'ACHETER

Plutôt que d'acheter des livres, pourquoi ne pas aller à la bibliothèque ? Plutôt que d'acheter une voiture, les transports en commun, la marche, le vélo, le covoiturage ne pourraient-ils pas suffire ? Et si je demandais à d'autres de me prêter des objets pour un besoin occasionnel ? Et si j'échangeais savoirs et matériels à travers l'entraide, les réseaux d'échange de savoirs ou le troc ? **Privilégions la valeur d'usage…**

DÉSENCOMBRER SON INTÉRIEUR

Et si nous ne conservions que les livres essentiels, les accessoires utiles, et donnions les autres ? Moins de meubles de rangement, c'est moins d'espace nécessaire. **Ne possédons que les choses que l'on utilise vraiment**, allégeons-nous !

FAIRE SOI-MÊME

Dès que possible, **recherchons l'autosuffisance**, par exemple en jardinant, cuisinant, cousant, bricolant, et fabriquons ainsi nos propres objets. Une solution plus économique, gage de meilleure qualité et plus enrichissante personnellement.

Laissons de côté notre SAC (syndrome d'achat compulsif).

ACHETER DE MANIÈRE RESPONSABLE

Avons-nous toujours besoin d'objets neufs ? Et si les produits d'occasion étaient une solution d'avenir ? Pour tout achat, prenons en compte la durée de vie du produit, n'oublions pas les coûts cachés (transport, consommables…), évaluons l'enjeu pour notre santé, **déterminons son impact sur l'environnement**, et recherchons une éventuelle alternative solidaire.

Et si vous passez toutes ces étapes, peut-être participerez-vous en novembre à la **Journée sans achat** ? L'occasion de laisser son Caddie, sa carte bancaire et sa fièvre acheteuse au placard pour réfléchir à l'impact de la consommation des pays riches sur le monde. **Car il est sans doute temps de passer du « bien-avoir » au « bien-être »…**

#19 JE PRENDS L'HABITUDE DE ME DÉPLACER À VÉLO

Avec plus de 1,5 milliard de bicyclettes circulant sur la planète, **le vélo est le moyen de transport le plus utilisé au monde**. Un succès justifié car, à effort égal, le vélo est trois fois plus efficace que la marche, et quatre fois plus rapide. Cependant, **la France est très en**

retard sur son utilisation. En effet, alors que le nombre moyen de kilomètres parcourus par personne et par an est de 936 au Danemark et de 291 en Allemagne, il ne s'élève qu'à 75 en France ! Alors, qu'est-ce que l'on attend pour enfourcher son guidon au quotidien ?

OUI AU VÉLO !

Mode de déplacement doux par excellence, le vélo a beaucoup d'avantages. D'abord, il est souvent **plus rapide** : ainsi, jusqu'à 5 kilomètres, il est plus rapide que la voiture. En effet, un cycliste est peu tributaire des bouchons et roule en ville à une moyenne de 15 km/h, contre 14 km/h pour une voiture. Or, un trajet en voiture sur deux fait moins de 3 kilomètres. Le vélo est aussi **plus économique,** à la fois à l'achat et à l'usage, et il prend peu de place chez soi comme sur la voie publique. Il est, de plus, **bénéfique pour la santé** : non seulement parce que l'exercice physique est à tout âge un bienfait énergisant – une étude danoise a même montré que le risque de mourir était amoindri d'un tiers –, mais aussi parce qu'il nous expose moins à la pollution que dans l'habitacle d'une voiture (5,9 mg/m^3 de monoxyde de carbone à vélo contre 14,1 mg en voiture). Enfin, le vélo est **plus écologique** : il est générateur de qualité de vie pour tous dans les villes. Par exemple, 10 kilomètres faits tous les jours à vélo plutôt qu'en voiture évitent le rejet de 700 kg de CO_2 par an, et 1 place de stationnement voiture, c'est 10 places de stationnement vélo. Les cyclistes rajouteraient qu'ils arrivent moins en retard, qu'ils sont à l'air libre, qu'ils apprécient mieux les paysages, qu'ils peuvent communiquer avec les passants, ou encore que ça les met de bonne humeur !

Le vélo est le moyen de transport le plus utilisé au monde.

CULTURE VÉLO

Même si les pistes cyclables sont beaucoup moins nombreuses en France qu'aux Pays-Bas, vous avez fait l'acquisition de votre vélo, et vous accédez maintenant à l'univers des cyclistes. Vous pouvez ainsi adhérer à l'une des 170 associations de la **FUB,** la Fédération française des usagers de la bicyclette, participer à la **fête du Vélo,** qui a lieu chaque année avec plus de 200 manifestations locales, et visiter le **Salon du cycle,** événement international qui se tient à Paris en septembre. Vous avez aussi la possibilité de laisser votre vélo chez vous et d'utiliser un vélo en location de courte durée, comme le **Vélib'** à Paris. Enfin, pourquoi ne pas faire votre **Vélorution** ? Importé de San Francisco, ce mouvement consiste à rassembler une fois par mois des cyclistes afin de faire la promotion de moyens de transports personnels non polluants.

Alors, le vélo ne serait-il pas ce **générateur de bien-être** dont nous et nos villes avons besoin ? Si oui, à nous d'en être les ambassadeurs…

www.fubicy.org | www.lesalonducycle.com | www.mdb-idf.org | www.velib.paris.fr | www.velorution.org | www.villes-cyclables.org

IL NE SERT À RIEN À L'HOMME DE GAGNER LA LUNE S'IL VIENT À PERDRE LA TERRE.

FRANÇOIS MAURIAC

#20 JE VIENS EN AIDE AUX PLUS DÉMUNIS

« Quand je vois un SDF, je pense que cela peut m'arriver aussi », se disent de plus en plus de Français. Car la crise est passée par là, et l'idée s'ancre que les déficits abyssaux ne permettront plus à l'État providence de jouer à l'avenir autant son rôle de filet social. Selon l'Insee, la France compte 250 000 personnes privées de logement personnel, dont **133 000 sans domicile fixe,** et **2,9 millions de personnes mal logées** (logements insalubres, surpeuplés...). Vous avez dit fracture sociale ? Être pauvre ne se réduit pas à avoir un revenu inférieur à un certain seuil ; c'est aussi l'impossibilité d'accéder à des ressources et à des droits pour vivre dignement. Une situation régulièrement dénoncée par les nombreuses **associations d'action sociale,** qui ont également besoin qu'on leur tende la main...

Emmaüs. « Je ne peux rien te donner, mais toi qui n'as rien, au lieu de mourir, viens m'aider à aider. » C'est avec ces mots que l'abbé Pierre forgea le mouvement Emmaüs et appela à **l'insurrection de la bonté** pendant l'hiver 1954. Aujourd'hui, Emmaüs, toujours tourné vers la réalité du terrain, accueille dans 36 pays ceux qui en ont besoin. La **Fondation Abbé Pierre,** « le logement, c'est une question de justice », agit par ailleurs pour que les plus défavorisés trouvent à se loger dignement, sans quoi aucun projet de vie ne peut s'envisager.

La France compte 250 000 personnes privées de logement personnel.

Armée du salut. Implantée dans 120 pays et rassemblant 2,5 millions de salutistes, elle se bat au quotidien contre l'exclusion. Accueil d'urgence, secours alimentaire, hébergement, réinsertion, emploi... l'association, née en 1878, écoute les personnes en difficulté et les accompagne.

Secours populaire. L'association agit contre la pauvreté et l'exclusion. L'hébergement d'urgence ou l'orientation vers une structure de soins restent au cœur de ses préoccupations. Née en 1945, elle rassemble dorénavant 1 250 permanences d'accueil, 950 000 donateurs et 80 000 bénévoles.

Restos du cœur. C'est en 1985 que Coluche les initia. Ils ont pour but d'aider les personnes démunies, notamment par l'accès à des repas gratuits. Plus de vingt-cinq ans après, ce sont 100 millions de repas qui sont distribués chaque année, et plus de 1 milliard depuis la création de l'association... Et le message s'est décliné en chansons (disques et spectacles) grâce aux **Enfoirés.** « On compte sur vous ! »

Secours catholique. Service de l'Église catholique et membre de Caritas international, il a été fondé en 1946 pour lutter contre la pauvreté et l'exclusion, et promouvoir le dévelop-

pement de la personne humaine. En France, ce sont 1,5 million de personnes accompagnées chaque année dans près de 2 500 lieux d'accueil.

Depuis 1987, la date du 17 octobre est devenue la **journée mondiale du Refus de la misère.** À noter également, les journaux de rue « coup de pouce » *Macadam* et *L'Itinérant,* vendus par les sans-abri ; ainsi que les **épiceries solidaires,** associations proposant des produits moins chers pour des personnes en situation de précarité.

On vit décidément une époque formidable…

www.armeedusalut.fr | www.emmaus-france.org | www.enfoires.com | www.epiceries-solidaires.org | www.fondation-abbe-pierre.fr | www.litinerant.fr | www.macadamjournal.com | www.restosducoeur.org | www.secours-catholique.org | www.secourspopulaire.fr

#21 JE COMPENSE MES ÉMISSIONS DE CARBONE

Le climat a besoin de nous ! La plupart des activités humaines émanant de la combustion des énergies fossiles génèrent des gaz (dont le dioxyde de carbone ou CO_2) amplifiant l'effet de serre naturel de la planète. Et il est maintenant admis que leur concentration dans l'atmosphère est la cause majeure du **réchauffement climatique.** À titre individuel, nous pouvons agir !

JE CALCULE MON CARBONE

Tout d'abord, en réduisant notre émission de carbone à la source grâce à une sobriété dans notre consommation et à des technologies propres. Pour cela, il s'agit de calculer nos propres émissions, par exemple avec le **Coach carbone.** Mis en place par la Fondation pour la nature et l'homme (créée par Nicolas Hulot) et l'Ademe (Agence de l'environnement et de la maîtrise de l'énergie), il permet d'effectuer son bilan carbone et de **définir un plan d'action au niveau du foyer**. Habitat, transport, alimentation, équipements, tous ces thèmes sont l'objet d'un questionnaire dans le but d'évaluer l'essentiel de notre consommation. Au final, le bilan est calculé en tonnes de CO_2 (énergie produite par une tonne de pétrole), **la moyenne annuelle de chaque Français étant aujourd'hui de 16 tonnes**. Or, sachant que l'humanité s'est fixé comme objectif de maintenir le réchauffement de la planète en deçà de 2 °C, cette moyenne doit être au moins divisée par quatre d'ici 2050…

JE DEVIENS CARBONEUTRE

Les changements climatiques constituent un **problème d'ordre global**. Ainsi, une réduction des émissions générées dans une autre partie du monde engendre-t-elle le même impact positif que si elle était réalisée localement (principe de neutralité géographique). Nous avons tous besoin de limiter nos émissions, mais il est impossible de les réduire à zéro, indépendamment des efforts que nous fournissons. Nous pouvons cependant devenir « carboneutres ». Il s'agit de financer, grâce à certains services de compensation volontaire disponibles sur Internet – **CO2 solidaire, Climat mundi, EcoAct** ou encore **Action carbone** –, un projet de réduction d'émissions de gaz à effet de serre ailleurs sur la planète, avec pour objectif un « bilan carbone personnel neutre ». Ainsi, vous entrez le nombre de tonnes de CO_2 que vous émettez par an, et un coût environnemental vous est alors proposé, ainsi que des projets de « solidarité climatique » (géothermie au Guatemala, hydraulique au Mexique, reboisement au Brésil…).

Les changements climatiques constituent un problème d'ordre global.

« Quand j'ai pris conscience que mon métier n'était pas sans impact sur le réchauffement de la planète, j'ai immédiatement voulu trouver une solution, et la compensation de mes émissions est apparue comme l'évidence. Je n'ai bien souvent pas le choix de mes déplacements, mais je ne veux pas pour autant que la planète et ses habitants en subissent les conséquences », déclare Yann Arthus-Bertrand, président de **GoodPlanet,** une fondation qui œuvre à la sensibilisation et à l'éducation du public à l'environnement.

À nous maintenant de réduire et de compenser, ou encore d'orienter nos achats vers des organismes qui font le choix de devenir carboneutres…

www.actioncarbone.org | www.calculateurcarbone.org | www.climatmundi.fr | www.co2solidaire.org | www.coachcarbone.org | www.eco-act.com

#22 J'ÉVEILLE LES ENFANTS AUX PLAISIRS DE LA LECTURE

« La lecture, une porte ouverte sur un monde enchanté… », nous murmurait à l'oreille François Mauriac. En France, malheureusement, plus de 3 millions de personnes, soit 9 % de la population âgée de 18 à 65 ans, sont encore illettrées, et 10 % des élèves qui entrent en 6e ne maîtrisent pas le français. Les institutions ne pouvant pallier tous les problèmes, une idée a germé, celle de faire participer des citoyens volontaires pour une autre approche des livres, en parallèle du cursus éducatif.

LIRE ET FAIRE LIRE

C'est ainsi que l'écrivain **Alexandre Jardin** a créé en 1999, avec Pascal Guénée, l'association **Lire et faire lire.** Celle-ci intervient partout en France dans les écoles, bibliothèques, centres de loisirs ou crèches et permet chaque année à 12000 lecteurs bénévoles « à voix haute » de plus de 50 ans de partager leur plaisir de lire avec **250000 enfants** âgés de 1 à 13 ans.

Faire participer des citoyens volontaires pour une autre approche des livres.

Soutenue par le ministère de l'Éducation nationale et les régions, l'association intervient maintenant dans **5000 écoles** et se donne comme objectif d'atteindre chaque année 1 million d'enfants, soit quatre fois plus qu'actuellement. Un **comité de 120 écrivains** (Daniel Pennac, Françoise Chandernagor, Erik Orsenna, Daniel Picouly, Philippe Delerm, Irène Frain, Yann Queffélec, Patrick Rambaud, Régine Deforges...) soutient par ailleurs l'association. Elle poursuit deux objectifs, participer à la promotion de la lecture et de la littérature, et favoriser le **dialogue intergénérationnel** entre des enfants et des retraités. « Lire à deux est un prétexte à tisser des liens », précise d'ailleurs Alexandre Jardin.

En parallèle, Lire et faire lire est à l'origine de divers événements, comme une lecture à voix haute lors d'une marche de Saint-Malo à Bamako, un Camion des mots, visitant 35000 jeunes dans 130 villes pour défendre la langue française, ou encore un Prix poésie des lecteurs de l'association.

DEVENIR LECTEUR BÉNÉVOLE

De moins en mois attirés par les livres, les enfants ont besoin d'être accompagnés dans la découverte de la lecture. Vous désirez consacrer une partie de votre temps aux enfants afin de développer leur goût pour la lecture, tout en tissant des liens affectifs avec eux ? **Devenez bénévole dans votre région !** Les raisons qui poussent à s'engager peuvent être nombreuses : l'amour des enfants, des talents de lecteur, une passion pour la littérature, une conviction que **la lecture est un outil essentiel pour se réaliser pleinement**, un désir de contribuer à un avenir meilleur pour ces enfants...

Des formations sur les techniques de lecture à voix haute et sur les méthodes de gestion d'un groupe d'enfants sont même dispensées par les structures locales, et un Guide d'accueil des lecteurs bénévoles est disponible.

Quand la lecture redevient, grâce au partage, un plaisir...

www.lireetfairelire.org

#23 JE MANGE BIO, LOCAL ET DE SAISON

Nous sommes ce que nous mangeons… Notre organisme a besoin d'une alimentation saine et de qualité. Mais les pesticides de l'agriculture industrielle, les produits de synthèse de l'agroalimentaire, la consommation abusive de sucres et de graisses, la sédentarité, et les excès alimentaires entraînent nos sociétés vers la **« malbouffe »**. Aujourd'hui encore, environ 15 % de la population mondiale lutte contre la faim, lorsque l'OMS annonce que 17 % lutte contre l'obésité ! **Il est temps de manger moins, mais mieux**. Voyage au pays de l'alimentation bio…

LE BIO, C'EST QUOI ?

C'est une agriculture ou un élevage sans OGM, pesticides, insecticides, engrais chimique ou herbicides, sans antibiotiques ou hormones de croissance, sans irradiations, utilisant la rotation des cultures, recyclant les matières organiques, respectant le bien-être des animaux, les écosystèmes et la biodiversité. Pour la transparence du marché et la confiance des consommateurs, les produits issus de l'agriculture biologique sont **certifiés par des labels.** Seuls ceux qui comportent au moins 95 % d'ingrédients biologiques et répondent à un cahier des charges strict agréé par les pouvoirs publics ont droit au **logo AB** et au **logo bio européen**. D'autres sigles, comme **Nature & Progrès** et **Demeter** (agriculture biodynamique), existent par ailleurs. En 2010, le marché des produits bio, en augmentation constante, était de **3,4 milliards d'euros**, soit 2 % du marché alimentaire, et un Français sur quatre consomme un ou plusieurs produits bio régulièrement.

15 % de la population mondiale lutte contre la faim, lorsque 17 % lutte contre l'obésité.

LE BIO, C'EST LA SANTÉ

En 2010, l'association **Générations futures** dévoilait les résultats de l'étude « **Menus toxiques** » sur les repas non bio d'un enfant de 10 ans. Résultats pour 1 journée : 128 résidus chimiques ingérés, représentant 81 substances chimiques différentes, 36 pesticides et 47 substances cancérigènes suspectées !

Pour beaucoup de praticiens, **le choix du bio est ainsi une simple question de « bon sens »**. Les aliments bio sont dénués des effets nocifs des produits chimiques (notamment pour les enfants, dont l'organisme est plus vulnérable). Et ils apportent à notre corps des nutriments indispensables tels que vitamines, minéraux et oligo-éléments, acides gras insaturés, acides aminés, fibres… qui ont des propriétés protectrices contre les maladies de surcharge, le vieillissement des cellules ou les cancers. Bien sûr, le seul fait de manger bio ne suffit pas, et il faut y ajouter un bon équilibre alimentaire. Parmi les consommateurs du bio, 95 % déclarent d'ailleurs le choisir pour préserver leur santé...

LE BIO, C'EST LE GOÛT

Le « plus bio » se traduit par davantage d'arômes, de saveurs et, donc, de plaisir en bouche ! Manger plus naturel, c'est en effet **retrouver la fraîcheur des aliments et des goûts que l'alimentation industrielle a effacée au fil des années**. Les fruits et légumes bio ont une plus grande densité nutritionnelle et une teneur moindre en eau, ils sont donc plus nourrissants. Récoltés à maturité, ils offrent par ailleurs une plus grande variété d'espèces. Enfin, comme ils ne contiennent pas de pesticides, on peut manger leur peau, particulièrement riche en fibres et en vitamines.

Manger bio, c'est aussi manger différemment.

Pour activer nos papilles de manière saine, recherchons des recettes de cuisine bio sur le site **FémininBio,** qui y consacre un guide, ou sur le blog **Biogourmand,** de l'auteure de livres de recettes Valérie Cupillard.

LE BIO, CE N'EST PAS SI CHER

Boutiques spécialisées (voir les plus proches de chez vous sur **Le Marché citoyen**), supermarchés, marchés... on trouve maintenant du bio presque partout, et l'écart de prix avec les produits non bio tend à se réduire. **Le bio n'est en effet pas réservé qu'à ceux qui ont les moyens...** Mais pourquoi sont-ils en général plus chers ? Parce que les producteurs industriels non bio ont réduit la qualité de leurs produits pour favoriser la rentabilité à court terme, et qu'ils laissent la facture de la dépollution de l'environnement à la société !

Mais manger bio, c'est aussi **manger différemment.** Plus de fruits, légumes et céréales, moins de produits laitiers, moins de viande... C'est aussi se remettre à la cuisine, réduire les quantités dans les assiettes (on mange trop !), acheter en vrac de justes quantités, comparer les prix, manger de saison. Un ensemble de changements judicieux qui vous permettront de continuer à **équilibrer votre budget** en passant à une nourriture (enfin) saine.

LE BIO, C'EST BON POUR LA PLANÈTE

Consommer local, de saison et bio permet de réduire l'impact environnemental de notre alimentation en évitant les transports, les stockages, les engrais et les pesticides. On contribue ainsi à restaurer la qualité des terres nourricières, à maintenir des paysages entretenus, à **sauvegarder la biodiversité.**

La FAO, l'organisation des Nations unies pour l'agriculture et l'alimentation, a même démontré en 2007 que l'agriculture biologique peut produire en quantité suffisante pour nourrir la population actuelle de la planète...

MIEUX VAUT PRENDRE LE CHANGEMENT PAR LA MAIN AVANT QU'IL NE NOUS PRENNE PAR LA GORGE.

WINSTON CHURCHILL

LE BIO, C'EST AUSSI LOCAL ET DE SAISON

Êtes-vous **locavore,** c'est-à-dire une personne dont la nourriture est produite dans un rayon de 100 kilomètres autour de son domicile ? Déjà 12 % du bio en France se vend en direct du producteur au consommateur. Acheter local et frais, c'est possible grâce aux marchés, aux **Amap** (associations de consommateurs), aux **Jardins de cocagne,** aux ventes à la ferme, aux cueillettes, et en cultivant son potager. Saluons au passage les producteurs de **Chapeau de paille,** qui ouvrent leurs vergers ou leurs potagers au public pour la cueillette ou le ramassage. Et redécouvrons les fruits et légumes de chaque saison (voir un calendrier sur le site **Mes courses pour la planète**), exit donc les fraises en janvier !

À noter enfin que, début juin, les acteurs de l'agriculture biologique réunis dans l'**Agence bio** se mobilisent pour le **Printemps bio,** et que, depuis 2005, des milliers de consommateurs de produits bio se sont regroupés au sein de l'association **Bio consom'acteurs.**

www.agencebio.org | www.amap-france.fr | www.bioconsomacteurs.org | www.bio-dynamie.org (label Demeter) | www.biogourmand.info | www.chapeaudepaille.fr | www.femininbio.com | www.lemarchecitoyen.net | www.menustoxiques.fr | www.mescoursespourlaplanete.com | www.natureetprogres.org | www.printempsbio.com | www.reseaucocagne.asso.fr

#24 JE MARCHE, COURS, PÉDALE POUR UNE ASSOCIATION CARITATIVE

Quand **challenge sportif** rime avec **solidarité**... De plus en plus d'associations caritatives ont recours au sport pour lever des fonds tout en créant un événement médiatique autour de la cause qu'elles défendent. Pour le sportif solidaire, courir pour une cause à laquelle il est sensibilisé est souvent **très motivant**. Une satisfaction d'autant plus personnelle qu'il n'y a généralement pas de classement et pas de récompenses à la clé. De nombreux événements ont lieu partout en France, en voici quelques-uns emblématiques.

De plus en plus d'associations caritatives ont recours au sport pour lever des fonds.

CÔTÉ MARCHE

Créé en 2010, le **Pandathlon** est organisé par le **WWF France** avec pour objectif de se dépasser pour la planète. Il s'agit de marcher en équipe de quatre en pleine nature (monter et descendre le mont Ventoux en moins de dix heures) tout en mobilisant des fonds (1 600 euros par équipe). « J'aime beaucoup marcher en pleine nature… mais j'aime encore plus marcher en pleine nature pour protéger la biodiversité ! », déclare un pandathlète.

Avec le **Trailwalker Oxfam,** apparu en France en 2010, des équipes de quatre personnes marchent ensemble 100 kilomètres dans le parc naturel régional du Morvan, en Bourgogne, en trente heures maximum, pour soutenir (1 500 euros par équipe) les actions de solidarité internationale d'**Oxfam France**. Créé en 1981 à Hong Kong et se parcourant depuis à travers notamment l'Australie, la Grande-Bretagne, la Belgique, le Canada, l'Allemagne ou le Japon, il s'agit du plus grand défi sportif et solidaire par équipe au monde.

CÔTÉ COURSE À PIED

« Se faire du bien en faisant le bien », telle est la devise de la **Course des héros,** qui a eu lieu en Île-de-France pour la première fois en 2010. Chaque participant court 6 kilomètres au sein de l'équipe d'une association tout en mobilisant au moins 300 euros de dons. Dès sa première édition, la course a regroupé 45 associations et permis de collecter 300 000 euros.

L'association **Odysséa** organise quant à elle des courses dans plusieurs villes (Paris, Nantes, Brest…) au profit de la lutte contre le cancer du sein – chaque heure, une femme meurt en effet d'un cancer du sein en France. Depuis 2002, plus de 150 000 personnes ont couru pour Odysséa et collecté près de 1,5 million d'euros, qui ont été reversés à des associations.

Signalons aussi la possibilité de faire parrainer ses kilomètres de coureur solidaire pour une association au **Marathon** et au **Semi-Marathon de Paris.**

CÔTÉ VÉLO

Organisé par **Médecins du monde** depuis 2006, le **London to Paris** est une course cycliste de 300 kilomètres qui propose aux participants de relier le sud de l'Angleterre au nord de la France, tout en collectant 1 200 euros pour soutenir les actions de l'association. Une belle aventure sportive qui se termine une fois de plus… au pied de la tour Eiffel.

www.coursedesheros.fr | www.londontoparis-mdm.com | www.odyssea.info | www.oxfamtrailwalker.fr | www.pandathlon.fr

#25 JE REFUSE LES PUBLICITÉS DANS MA BOÎTE AUX LETTRES

Afin d'éviter le **gaspillage de papier,** et donc d'arbres, stoppons les publicités papier – inutiles à l'heure d'Internet – dans nos boîtes aux lettres ! Entre 1960 et 2000, le tonnage d'ordures ménagères a doublé en France, et 99 % des ressources prélevées dans la nature deviennent des déchets en moins de... quarante-deux jours. La **prévention** constitue, en ce qui concerne les **déchets,** la seule solution pour réduire l'impact des activités humaines sur l'environnement.

DES TONNES DE PUBS

D'après le **Cniid** (Centre national d'information indépendante sur les déchets), l'ensemble des éditions publicitaires – prospectus non adressés, imprimés publicitaires par mailing et publipostage, catalogues, journaux d'annonces – représentent une consommation de plus de **1,5 million de tonnes de papier chaque année** en France (sans compter l'énergie nécessaire à sa fabrication et à son transport). Ce qui correspond à un tiers de la consommation totale de papier à usage graphique, comprenant presse, livre, publicité et papier à usage bureautique. Soit une moyenne annuelle de **40 kg par foyer** ! Des imprimés publicitaires à durée de vie par ailleurs très limitée, à l'instar des 20 milliards de prospectus diffusés chaque année en France et dont les grandes surfaces restent les principaux émetteurs (80 % du tonnage).

Entre 1960 et 2000, le tonnage d'ordures ménagères a doublé en France.

ALORS QUE FAIRE ?

Pour ceux qui ne lisent pas les publicités et ne souhaitent plus les recevoir, il est possible d'apposer un **autocollant « Stop pub »** sur sa boîte aux lettres. Celui-ci est disponible en téléchargement sur le site du **ministère de l'Écologie,** ou sous forme d'autocollant auprès de l'association de consommateurs **CLCV** ou de **France nature environnement** (FNE). Ces autocollants mentionnent en général le souhait de continuer à recevoir l'information des collectivités. Selon l'**Ademe,** déjà 5 % des Français l'utilisent. Et si vous voulez tout de même rester informé des promotions, il est possible de visualiser les prospectus et catalogues sur les sites Web des grandes surfaces ou sur des sites spécialisés, comme **Pubeco** ou **Prospectus chez moi.**

Vous pouvez par ailleurs vous désinscrire de la distribution systématique de l'annuaire papier des **PagesJaunes,** peu utile depuis l'arrivée des informations sur Internet. Si 10 millions de foyers effectuaient cette démarche, il serait notamment économisé les 25 000 tonnes de papier et les 150 millions de litres d'eau utilisés pour sa fabrication. En France, la société PagesJaunes met dorénavant à disposition sur Internet le service « Recevoir mes annuaires », qui permet, grâce à un simple formulaire, d'indiquer si l'on souhaite ou non recevoir l'annuaire papier.

Moins de prospectus dans sa boîte aux lettres, c'est donc possible, alors à nous d'agir…

www.ademe.fr | www.clcv.org | www.cniid.org | www.developpement-durable.gouv.fr | www.fne.asso.fr | www.prospectuschezmoi.com | www.pubeco.fr | www.recevoirmesannuaires.pagesjaunes.fr

#26 JE LUTTE POUR LA BIODIVERSITÉ EN ACHETANT DES TERRES

Et si, pour sauver la nature, il fallait l'acheter ? Notre civilisation nous incite de moins en moins à être en contact avec la nature, et réduit souvent celle-ci à une simple ressource économique. Afin de **contrer les assauts répétés de l'industrialisation**, le seul moyen n'est-il pas, pour préserver la nature et la biodiversité, de jouer avec les armes de cette « économie de la propriété » en **devenant propriétaire** de parcelles de terrains à protéger ? C'est ce qu'a réalisé le millionnaire américain Douglas Tompkins, le créateur des marques The North Face et Esprit, en achetant des milliers d'hectares au Chili et en Argentine, en les transformant en parcs nationaux, et en les donnant aux pouvoirs publics. Mais comme tout le monde n'est pas millionnaire, des projets se sont montés pour que chacun puisse à son niveau contribuer…

Pour un acre : 44 arbres matures, 190 jeunes arbres, 322 plantes et 11 000 insectes.

J'ACHÈTE EN AMAZONIE

Ainsi, l'association britannique **Cool Earth** propose-t-elle au grand public de protéger un acre – soit 0,4 hectare – de la forêt amazonienne (Pérou et Équateur), en grand danger de destruction, pour 60 euros, d'un simple clic de souris. La parcelle sauvegardée est localisable par images satellites sur Google Maps, et un certificat de sponsoring est envoyé au donateur. Objectifs du fondateur, Johan Eliasch, par ailleurs créateur de la marque de sport Head : **préserver la biodiversité** (pour un acre : 44 arbres matures, 190 jeunes arbres, 6 espèces d'animaux menacées, 322 plantes et plus de 11 000 insectes), **contrer le réchauffement climatique** (260 tonnes d'émission de carbone économisées pour 1 acre), et fournir un travail aux communautés traditionnelles locales, lesquelles deviennent alors les gardiens des lieux. Plus de **125000 acres ont déjà été protégés** de l'élevage et de l'agriculture intensifs, des bûcherons ou de l'industrie du pétrole.

J'AIDE LES KOGIS EN COLOMBIE

Les **Kogis** de la Sierra Nevada vivent sur un massif montagneux isolé décrit comme « une copie en miniature de la planète entière ». L'association **Tchendukua,** créée par Éric Julien, nous permet d'acheter des terrains afin de permettre à ce peuple de recréer ses villages, de préserver une vallée et de transmettre son savoir. Après l'acquisition de 18 terrains d'une surface de 1500 hectares, une nouvelle opération permet d'acheter un carré vert à 30 euros, représentant 600 m^2 de terres.

JE PRÉSERVE EN FRANCE

En France, le **WWF** propose de sauver des trésors du patrimoine naturel français (Camargue, Marais poitevin, Landes...) en les achetant mètre carré par mètre carré et en les confiant à des organismes de préservation de la nature. Une protection de nombreuses espèces animales et végétales contre l'urbanisation, les constructions anarchiques, la chasse ou la pêche abusive, ou encore l'agriculture intensive. Avec 2 euros, 1 m^2 de terrain est acheté. Plus de 32000 m^2 ont ainsi déjà été sauvés. Allez, encore un effort...

« Achetez de la terre, on n'en fabrique plus ! », écrivait avec humour Mark Twain...

sauvons-la-biodiversite.wwf.fr | www.coolearth.org | www.tchendukua.com

#27 JE DONNE DU RÉCONFORT EN DEVENANT ÉCOUTANT BÉNÉVOLE

« La pire souffrance est dans la solitude qui l'accompagne », nous confiait Malraux. D'après la Fondation de France, **4 millions de personnes** sont en situation d'isolement, dont 1 million a moins de 50 ans, et près de un quart des Français sont en précarité relationnelle. De plus en plus précoce, l'isolement mène souvent à l'exclusion, les réseaux famille, travail, amis, associations ne jouant plus autant qu'avant leur rôle de lien social. En février, la **journée nationale de Prévention du suicide** nous rappelle qu'un suicide a lieu en France toutes les quarante minutes (160000 tentatives, 10000 décès chaque année). Notre société n'a jamais autant communiqué, les villes n'ont jamais été autant peuplées, mais la solitude n'a jamais été aussi importante... Face à cette situation, les pouvoirs

UN SOURIRE
COÛTE MOINS CHER
QUE L'ÉLECTRICITÉ,
MAIS DONNE AUTANT
DE LUMIÈRE.

ABBÉ PIERRE

publics ont fait de la lutte contre la solitude la **Grande Cause nationale 2011,** un collectif a publié, sur **contrelasolitude.fr**, un pacte à signer par chacun comprenant sept engagements concrets et des associations ont mis en place des services pour ceux qui ont un besoin urgent d'écoute. Et si – comme Thérèse et Pierre dans *Le Père Noël est une ordure* – vous leur offriez un peu de votre temps en devenant écoutant bénévole ?

SOS Amitié. « Une sonnerie de téléphone. Une main décroche le combiné. Ce sont des pleurs quelquefois, des mots indistincts ou des phrases malhabiles. La parole libérée, reçue et respectée par un autre peut conduire à un apaisement... » Fédération de 45 associations, **SOS Amitié** a été initiée en 1960 à la suite du suicide d'une adolescente. Service gratuit, anonyme, confidentiel, disponible 24 heures sur 24, il reçoit désormais 700 000 appels par an grâce à 2 200 bénévoles. Les écoutants, strictement selectionnés, reçoivent une formation et écoutent quatre heures par semaine. Les entretiens sont non directifs, il n'y a pas de jugements, pas de conseils, pas de soins, l'enjeu est simplement d'être là, d'écouter et d'alléger la souffrance de l'autre...

4 millions de personnes (près de 1 Français sur 10) sont en situation d'isolement.

Solitud'écoute. Mis en place en 2007 par **Les Petits Frères des pauvres,** ce service (tous les après-midi au 0 800 47 47 88) est destiné à apporter soutien et réconfort aux personnes isolées de plus de 50 ans. De plus en plus mises à l'écart, vieillissant seules, touchées par la vie ou ne se sentant plus utiles, les personnes âgées peuvent ressentir l'envie de parler et d'être écoutées. Avec près de 50 appels par jour, ce service permet à l'association d'être présente là où elle ne l'est pas physiquement, et de prolonger sa mission en redonnant aux personnes âgées la place qu'elles méritent dans notre société.

Croix-Rouge Écoute. À côté de l'accueil physique de la personne dans un service social, un établissement de santé, ou dans la rue, la **Croix-Rouge** propose (au 0 800 85 88 58) depuis vingt ans aux personnes en difficulté un échange individuel, confidentiel, à l'abri du regard. Avec 50 écoutants bénévoles actifs, ce sont 22 000 appels qui sont dorénavant traités chaque année, et 100 000 depuis sa création.

Écouter, c'est **mettre des mots sur les maux**, c'est tout simplement permettre à l'autre d'exister...

www.contrelasolitude.fr | www.croix-rouge.fr | www.infosuicide.org | www.petitsfreres.asso.fr | www.sos-amitie.org

#28 JE PARTICIPE À LA JOURNÉE MONDIALE DE LA GENTILLESSE

« J'admire la gentillesse qui a pour origine la gentillesse ou l'amour. Mais connaissez-vous beaucoup de gens qui la pratiquent, cette gentillesse-là ? », questionne Amélie Nothomb dans son livre *Hygiène de l'assassin.* Alors oserons-nous des actes de gentillesse le **13 novembre** prochain lors de la **journée mondiale de la Gentillesse** ?

UN MOUVEMENT MONDIAL

L'idée est née sur un campus au **Japon** dans les années 1960, après de violentes altercations entre policiers et étudiants à l'université de Tokyo. Le président de l'université a alors suggéré que chacun fasse preuve de petites attentions pour que la gentillesse inonde le campus, puis la ville et le pays. Ainsi est né le **Small Kindness Movement** du Japon, devenu en 1997 le **World Kindness Movement** (mouvement mondial de la gentillesse), actuellement présent dans une quinzaine de pays et rassemblant plus de 3 millions de membres.

Tous invités à ravaler notre méchanceté, nos jugements ironiques et nos colères inutiles.

En France, cette journée n'existait pas jusqu'à ce que le magazine *Psychologies* s'en empare en 2009 et tente – enfin ! – de diffuser l'événement.

DES PETITS GESTES

Cette journée-là, nous sommes tous invités à ravaler notre méchanceté, nos jugements ironiques et nos colères inutiles, pour lancer nos **actions positives**. « J'invite mes voisins à prendre l'apéritif » ; « Je souris à quelqu'un qui a le cafard » ; « J'écris une lettre manuscrite à ma compagne et la lui poste » ; « J'aide un touriste égaré devant un plan » ; « Je partage mon parapluie avec un inconnu s'il pleut » ; « Je garde le bébé d'un proche pour qu'il sorte en amoureux » ; « Je cède la priorité à un conducteur énervé avec un grand sourire »... Des actions positives que, grâce à Internet, nous pouvons partager avec le monde entier sur un **mur d'actions,** dont l'objectif affiché est d'en rassembler 1 million.

L'INTELLIGENCE DU CŒUR

« La gentillesse est **le langage qu'un sourd peut entendre et qu'un aveugle peut voir** », nous rappelle Mark Twain. Elle serait donc universelle ? Néanmoins, si l'on en croit le sondage TNS Sofres, il semblerait qu'elle mérite d'être réhabilitée en France, puisque 41 % des Français ne seraient pas gentils de peur de « passer pour des imbéciles »...

Voilà pourquoi un **manifeste** pour cette journée a été rédigé : « Face à l'indifférence, au manque de respect et au cynisme, nous possédons sans le savoir **l'arme la plus efficace qui soit : notre cœur**. La gentillesse n'est pas un renoncement, une démission ou une soumission, c'est un choix traduit par des petits gestes qui rendent la vie plus agréable. La gentillesse est une intelligence et elle est contagieuse. Agissons ensemble chaque jour pour un monde plus humain ».

Que ce soit le 13 novembre ou toute l'année, faisons **nos petits gestes positifs** en nous rappelant qu'il s'agit sans doute du plus court chemin d'une personne à une autre… car, oui, la gentillesse a de l'avenir !

www.lajourneedelagentillesse.com | www.worldkindness.org.sg

#29 J'ÉCOLOGISE MON HABITATION

Un **habitat sain,** respectueux de l'environnement et économe en énergie ? C'est possible en « écologisant » notre lieu de vie… Et c'est essentiel, car notre habitat est à la fois l'élément de notre sécurité physique, notre foyer-cocon, **une extension de nous-mêmes** et une expression de notre place dans le monde. Alors, que ce soit pour la planète, sa santé, son bien-être ou ses économies, qu'est-ce que l'on attend pour tout reprendre de façon écolo ?

DE L'ÉCOLOGIE DANS L'HABITAT

Le bâtiment représente 25 % des émissions de gaz à effet de serre de nos sociétés, et il s'agit du plus important gisement d'économies d'énergie. Pour les ménages français, le logement représente **25 % de leurs dépenses**, et près de 85 % de l'énergie consommée concerne le chauffage.

Une maison écologique respecte l'environnement et **consomme moins.** Pour cela, on peut agir sur ses installations ou sur les matériaux utilisés. De nombreuses déperditions d'énergie sont notamment causées par une **mauvaise isolation.** La température doit être de 18 °C ; au-delà, chaque degré de **chauffage** entraîne une surconsommation de 7 %. Mais il s'agit aussi de privilégier les **énergies renouvelables** (pompe à chaleur, panneaux solaires, mini-éolienne), l'environnement de l'habitat (orientation, soleil), la récupération des eaux de pluie, une installation d'eau bas débit, des matériaux naturels et durables (bois label FSC ou PEFC), des éclairages basse consommation… Les magazines *La Maison écologique* ou *Habitat naturel* peuvent notamment nous suggérer des solutions en écoconstruction.

LIEU DE VIE… ET DE SANTÉ

Stress, allergies, maux de tête… notre santé dépend aussi de l'endroit où nous vivons. Or, ne passons-nous pas la quasi-totalité de notre temps dans un bâtiment ? Appliquons alors le **principe de précaution** et évitons les expositions nocives et prolongées.

Le bâtiment représente 25 % des émissions de gaz à effet de serre.

L'effet néfaste des **champs électromagnétiques** peut ainsi être amoindri en réduisant l'utilisation de certains appareils (Wi-Fi, plaques à induction, micro-ondes, téléphones mobiles et sans fil…), ou encore en s'en éloignant. Le choix des matériaux est par ailleurs essentiel. Des parquets sans colles, des peintures labellisées **NF environnement,** des isolants naturels et une ventilation adaptée permettront un bénéfique renouvellement de l'air et la réduction des **composants organiques volatiles** (COV), des moisissures, des acariens et du monoxyde de carbone. L'**électricité** sera par ailleurs « biocompatible » – câbles blindés, prises de terre, biorupteurs – afin de limiter l'influence des pollutions électromagnétiques. **L'eau** alimentaire sera qualitativement filtrée afin de se protéger des nitrates, pesticides et autres métaux lourds qu'elle peut contenir. Le **feng shui** et la **géobiologie** pourront enfin aider à rechercher l'harmonie dans le lieu de vie.

« Maison de paille où l'on rit vaut mieux qu'un palais où l'on pleure », nous suggère un dicton de sagesse chinoise…

www.habitatnaturel.fr | www.la-maison-ecologique.com

#30 JE DONNE MES MILES ET MES CHÈQUE-DÉJEUNER

De nouveaux moyens de donner à des associations émergent et s'organisent, ils s'inscrivent dans notre quotidien de consommateur, de téléspectateur, d'internaute, de salarié… et nous permettent d'effectuer des **dons minimes mais réguliers.** Les dons étant de plus en plus difficiles à obtenir, et les petits ruisseaux faisant les grandes rivières, les associations sont friandes de ce type d'opération. On peut notamment citer les Miles de fidélité des compagnies aériennes et les Chèque-Déjeuner. À vot' bon cœur !

JE DONNE MES MILES

Que les Miles solidaires prennent leur envol ! Les voyageurs qui prennent l'avion parcourent des milliers de kilomètres, et ces derniers se transforment en Miles de fidélité. Leur nombre varie suivant la distance parcourue, le tarif acquitté et la classe de réservation. Donc, plus vous voyagez, plus vous collectez des Miles. Mais, souvent, **ces Miles s'accumulent chez les voyageurs**... Heureusement, certaines compagnies aériennes ont créé des programmes qui permettent de les donner à des associations partenaires, celles-ci pouvant alors les convertir en billets d'avion pour les besoins de leurs missions.

Chez **Air France,** par exemple, il est possible de donner ses Miles dès que l'on en possède au moins 10 000 sur son compte. Actuellement, sept associations font partie du cercle des bénéficiaires : Aviation sans frontières (convoyage d'enfants en urgence de soins), Enfants de la Terre (enfants fragilisés), La Chaîne de l'espoir (enfants malades), Mécénat chirurgie cardiaque (opération d'enfants malades), Geres (environnement), L'Envol (enfants malades) et la Croix-Rouge française.

Chez **Lufthansa,** un don de Miles à trois associations partenaires (Living Lakes, SOS Villages d'enfants, HelpAlliance) est aussi envisageable.

Alors si vous souhaitez donner une destination utile à ces Miles qui s'accumulent sur votre compte, profitez de ces **programmes solidairement innovants**...

JE DONNE MES CHÈQUE-DÉJEUNER

Comment faire pour être généreux en temps de crise ? Nous sommes près de **3 millions de Français** à déjeuner chaque jour travaillé avec un titre-restaurant. Nous pouvons maintenant donner ces chèques non utilisés (groupe Chèque-Déjeuner) à l'association **Action contre la faim** grâce à l'opération **Je déj, je donne.** Pour faire de la pause-déjeuner un moment de partage avec ceux qui souffrent de la faim dans le monde. Une nouvelle forme de générosité, simple et accessible, qui touche la population active. Une opération qui fait suite à la loi de décembre 2008 permettant aux associations caritatives reconnues d'utilité publique fournissant une aide alimentaire de percevoir des dons sous forme de titres-restaurants de la part des salariés. Comment faire ? Vous envoyez les chèques par courrier directement à l'association, et les dons leur sont directement reversés, sans intermédiaire.

Comment faire pour être généreux en temps de crise ?

www.airfrance.fr | www.jedej-jedonne.com | www.miles-and-more.com (Lufthansa)

#31 JE DEVIENS GUÉRILLA GARDENER ET SÈME DES PLANTES EN VILLE

Aujourd'hui, 50 % de la population planétaire habite en ville. Or, dans un sondage Unep-Ipsos de 2008, 2 Français sur 3 voient leur ville idéale comme un équilibre harmonieux entre architecture et **espaces verts,** quand 1 sur 3 jugent insuffisants les budgets consacrés aux parcs et jardins. Alors que faire ? Une solution, devenir un **citoyen-jardinier** et faire fleurir les villes…

SEMENCES NEW-YORKAISES

« Allez, sème, sème et Dieu fera pousser », nous susurrait à l'oreille Tolstoï. Le mouvement du **Guerrilla Gardening** semble s'en être largement inspiré… Lancée en 1973 à New York par Liz Christy, quand elle et ses amis décidèrent de planter aux pieds des arbres ou dans des terrains abandonnés, cette action de guérilla verte est devenue un mouvement international de fleurissement sauvage des espaces publics. Alors, grâce à des **seed bombs** (grenades de terre et de graines de fleurs sauvages) ou des truelles, semons des fleurs sauvages en bas de chez nous et portons un nouveau regard sur la biodiversité des pavés et du bitume !

LAISSONS POUSSER LES MARGUERITES

C'est, par exemple, toute la démarche de l'opération **Laissons pousser !** lancée au printemps 2010 en Île-de-France et soutenue par Natureparif (Agence régionale pour la nature et la biodiversité en Île-de-France), qui a distribué à ses habitants des centaines de milliers de sachets de semences permettant de faire pousser trèfles blancs, marguerites, millepertuis, coquelicots ou autres camomilles.

Une rue remplie de mini-prairies sauvages, c'est de la poésie et de la beauté qui entrent en ville.

À Rennes, en 2004, l'opération pionnière **Embellissons nos murs** avait déjà permis une végétalisation des quartiers, et aujourd'hui une convention peut être signée avec la Mairie pour végétaliser son mur ou ses trottoirs. Pour autant, la majeure partie des actions – que l'on peut découvrir sur le site **Guérilla gardening France** – restent menées de manière moins structurée par des collectifs à Paris, Lyon, Bordeaux… comme cette **Guérilla Tournesol,** le 1er mai à Paris.

QU'EST-CE QUE LE BONHEUR SINON L'ACCORD VRAI ENTRE UN HOMME ET L'EXISTENCE QU'IL MÈNE ?

ALBERT CAMUS

POURQUOI UNE GUÉRILLA VERTE ?

Tout d'abord pour permettre de rappeler le **rôle environnemental des villes.** Et pour affirmer que les plantes sauvages ont leur place en ville à côté des gazons bien tondus et des parterres de fleurs bien rangés. D'ailleurs, ces micro-mondes font le bonheur des abeilles sauvages, des papillons ou des oiseaux. C'est aussi un moyen de **regarder la nature en ville d'un autre œil**, et de mieux comprendre son écologie, pour nous les urbains, pour qui la nature est devenue presque une étrangère. Par ailleurs, jardiner en bas de chez soi, c'est **recréer du lien social** avec ses voisins, les passants, les commerçants. Et, enfin, parce qu'une rue remplie de mini-prairies sauvages, c'est de la poésie et de la beauté qui entrent en ville. C'est créer une ville vivante.

Alors, semons, semons, il en restera toujours quelque chose…

www.guerilla-gardening-france.fr | www.guerrillagardening.org | www.laissonspousser.com

#32 JE REJOINS UNE COMMUNAUTÉ WEB ENGAGÉE

Trouvons notre tribu verte et responsable de citoyen 2.0.

Le néo-écolo-solidaire est sur le Web ! Blogs, profils, forums, groupes, événements, annonces, photos, vidéos… Internet est en effet devenu un outil incontournable, à travers les **réseaux sociaux,** pour créer des liens et des communautés thématiques. L'écologie et la solidarité ne sont pas en reste, même si les modèles économiques restent souvent fragiles. Alors, trouvons notre tribu verte et responsable de citoyen 2.0, et créons ensemble **un nouveau projet de vie en société** ! Voici quelques exemples de communautés.

Tinkuy, la communauté qui aide à devenir plus responsable, fédère les internautes et motive les consciences grâce à des solutions responsables, des avis sur des produits et un calendrier d'événements.

ReWorld est un réseau social solidaire dédié au développement durable et basé sur des annonces de troc, de dons et de projets.

Planète attitude, initié par WWF France, est un lieu d'échanges, de débats et de mobilisation autour de la préservation de l'environnement.

Les Végétaliseurs, un réseau social responsable, pour le partage d'astuces, d'écogestes, et des échanges d'idées sur l'écologie, le développement durable, la consommation responsable.

Dreamshake, un réseau social pour partager ses rêves et ses talents avec les autres, et pour concrétiser ses projets grâce à la communauté. Ou tout simplement rêver à travers les rêves des autres…

MyCoop, lancé par la banque solidaire Crédit Coopératif, est un site d'information et de partage autour de l'économie humaine, ces initiatives qui mettent l'homme au cœur de leurs projets.

Colibris est le réseau du mouvement créé par Pierre Rabhi pour favoriser l'émergence d'un modèle humaniste de société.

Social Planet permet d'offrir aux porteurs des initiatives sociales et solidaires la possibilité de se rencontrer, d'échanger, de coopérer, de créer des synergies.

Solidaires du monde, initié par l'AFD (Agence française de développement), est une plate-forme de blogs solidaires dédiée à ceux qui agissent ou veulent en savoir plus sur l'aide au développement.

DDNetwork, le réseau français des acteurs du développement durable, accueille tous ceux qui ont quelque chose à dire, à chercher ou à partager sur le développement durable.

Anges gardiens de la planète, créé par l'association suisse NiceFuture, est un réseau de rencontres pour ceux qui prennent conscience que chacun de nos actes compte pour la planète.

Demain maintenant, le réseau des créatifs culturels, qui se retrouvent autour des valeurs d'écologie, d'ouverture au monde, de développement personnel et d'implication sociétale.

Bionaturo, la communauté du bien-être et de la santé au naturel.

WiserEarth, réseau qui connecte les individus et les organisations faisant face aux problèmes de notre époque : changement climatique, pauvreté, environnement, paix, faim, justice sociale…

Jumo, lancé par Chris Hughes, le cofondateur de Facebook, est un réseau social américain destiné à relier les individus et les organisations qui « veulent changer le monde ».

colibris.ning.com | demainmaintenant.ning.com | fr.wiserearth.org | www.angesgardiens.ch | www.bionaturo.fr | www.ddnetwork.fr | www.dreamshake.com | www.jumo.com | www.les-vegetaliseurs.com | www.mycoop.coop | www.planete-attitude.fr | www.reworld.com | www.social-planet.org | www.solidairesdumonde.org | www.tinkuy.fr

#33 JE DEVIENS GRAND-PARENT DE CŒUR

La France compte aujourd'hui près de **13 millions de grands-parents,** mais beaucoup d'enfants en sont privés. La solution? Rechercher des **grands-parents de cœur...** Ces dernières décennies, le modèle familial traditionnel a en effet subi l'augmentation du nombre de divorces et des modes de vie individualistes, provoquant un éclatement de la cellule familiale et bien souvent une perte de relations avec les grands-parents biologiques.

POURQUOI DES GRANDS-PARENTS D'ADOPTION ?

Pour combler un manque affectif, rompre une solitude, partager des moments de vie, tisser de nouveau un lien brisé, **offrir un repère générationnel** aux plus jeunes, apporter un soutien éducatif et culturel supplémentaire, les parents peuvent maintenant donner une chance à leurs enfants de profiter de grands-parents d'adoption, tout en s'apportant à eux-mêmes des parents d'adoption !

Pour combler un manque affectif, rompre une solitude, partager des moments de vie.

Quant aux grands-parents de cœur, soit ils n'ont pas la chance d'avoir de petits-enfants, soit ceux-ci sont loin, ne viennent que rarement ou sont maintenant trop grands ; ils peuvent alors se sentir seuls, ils veulent communiquer leur sens de la famille, **apporter du bonheur à un enfant**, ou ont simplement beaucoup d'amour à partager...

UNE SOLUTION SUR INTERNET

Les associations de parrainage existent depuis longtemps, mais elles ont plutôt vocation à soutenir des enfants de milieux défavorisés, issus de familles monoparentales. Dorénavant, le site **Super-grandparents,** créé en 2007, s'adresse à tous pour créer des liens de cœur et apporter une réponse à ce constat de rupture intergénérationnelle. Il fonctionne comme n'importe quel site de rencontres : on remplit une fiche de présentation avec pseudo et photos, puis on sélectionne les profils suivant la géographie, les activités, les centres d'intérêt. Mais, attention, les grands-parents (âgés de 45 ans minimum) ne sont pas là pour jouer aux baby-sitters ; ce service a en effet pour vocation de permettre de créer des **« relations stables et durables »**, il est donc conseillé de prendre son temps... Gratuit pour les grands-parents, ce site est payant pour les parents, un gage du sérieux et de la pérennité de la démarche.

UNE ASSOCIATION AU GRAND CŒUR

Fondée en 1998, l'association **Grands-Parrains** offre elle aussi à des enfants privés de leurs grands-parents la possibilité de renouer une relation affective durable. Intervenant sur toute la France, elle propose de devenir membre afin de prétendre à un parrainage et de participer à la vie de l'association. Il existe différentes options : grand-parrainage de proximité, grand-parrainage vacances, grand-parrainage épistolaire. Coups de téléphone, lettres, sorties et petits cadeaux, c'est grâce à ces petits gestes du quotidien que s'instaure entre petit-filleul et grand-parrain une relation sincère. Mais l'association manque de grands-parrains...

Quand les grands-parents de cœur se révèlent une **main tendue entre les générations**...

www.grandsparrains.fr | www.super-grandparents.com

#34 J'ÉTEINS MES LUMIÈRES POUR EARTH HOUR ET LE JOUR DE LA NUIT

« C'est la nuit qu'il est beau de croire à la lumière. » C'est avec ces mots d'Edmond Rostand en tête que nous sommes dorénavant encouragés en tant que citoyen à **éteindre nos lumières** pour la **sauvegarde de la planète.** Et vous, allez-vous éteindre vos lumières pour allumer nos consciences ?

EARTH HOUR, UNE HEURE POUR LA PLANÈTE

Initiée en Australie par le WWF en 2007, cette opération planétaire consiste à éteindre symboliquement les lumières pendant soixante minutes afin d'interpeller les décideurs et de promouvoir la lutte contre le réchauffement climatique. Ban Ki-moon, le secrétaire général des Nations unies, a même déclaré : « **Earth Hour** est aujourd'hui la plus grande manifestation en faveur de la lutte contre le dérèglement climatique. » Pourtant née récemment, cette opération est déjà reprise chaque année en mars sur les cinq continents, **dans plus de 4 000 villes**, par des centaines de millions de personnes. Le Christ rédempteur de Rio de Janeiro, les pyramides de Gizeh, l'Acropole à Athènes, l'Alhambra à Grenade, la tour Eiffel... des centaines de monuments sont ainsi éteints pendant une heure. En France, cela a représenté en 2009 une économie de 1 % de l'électricité métropolitaine, soit la consommation journalière de Lyon. Éteindre ses lumières de 20 h 30 à 21 h 30, organiser entre amis ou en famille une grande pause à cette occasion, créer une **lanterne Earth Hour,** diffuser l'information autour de soi... tous les moyens sont bons pour se faire entendre, et transformer cette initiative en événement pour tous !

Allez-vous éteindre vos lumières pour allumer nos consciences ?

LE JOUR DE LA NUIT, POUR REDÉCOUVRIR LA NUIT…

Qui ne retrouve pas son âme d'enfant à la vue du scintillement de la voûte étoilée ? Créée en 2009 par l'association Agir pour l'environnement et **l'ANPCEN** (Association nationale pour la protection du ciel et de l'environnement nocturnes), le **jour de la Nuit** a pour objectif chaque année en octobre de permettre de redécouvrir la biodiversité nocturne et de sensibiliser à la maîtrise de l'énergie, en éteignant symboliquement une partie de l'éclairage public en soirée. Car la nuit noire devient une espèce en voie de disparition dans nos villes… La France est en effet dorénavant recouverte de **9 millions de points lumineux** (4 % du total français des émissions de gaz à effet de serre), une pollution lumineuse liée à un suréclairage nocturne inadapté, trop puissant ou mal orienté vers le sol, et qui a augmenté de 30 % en dix ans.

Cette débauche de lumière a également un **impact négatif sur la faune** (destruction d'insectes, perturbation des rapaces, disparition des chauves-souris…) **et sur la flore** (dérèglement de la photosynthèse), et prive de plus en plus de citadins du ciel étoilé. Action festive et participative, le **jour de la Nuit** s'accompagne de près de 400 manifestations – observations du ciel étoilé, présentation de contes sur la nuit, séances de planétarium… – proposées sur tout le territoire national. Une idée forcément lumineuse !

www.anpcen.fr | www.earthhour.fr | www.jourdelanuit.fr

#35 JE SAUVE DES VIES EN DONNANT MES ORGANES

« La vie m'a fait un cadeau après bien des obstacles et des déconvenues, à moi d'en profiter, de prouver ma détermination et de faire rayonner mon bonheur », confie Didier Simon, qui a subi une greffe de rein. Comme lui, plus de 14 000 personnes en 2009 ont eu besoin d'une greffe d'organe, mais seulement environ **4 500 greffes** ont été réalisées, et malheureusement 250 patients sont décédés cette année-là faute de greffe. La France est en situation de pénurie…

PEU DE DONNEURS

L'attente de greffe peut durer plusieurs mois, voire plusieurs années, alors pourquoi cette pénurie ? Principalement parce qu'il y a **peu de donneurs d'organes.** La grande majorité des organes à greffer sont prélevés sur des personnes décédées, mais le décès doit avoir eu lieu à l'hôpital sous certaines conditions, et en service de réanimation. Une situation qui représente moins de 1 % des décès à l'hôpital. Il faut par ailleurs que la personne ait **formulé son accord** de son vivant pour un don d'organes, malheureusement cette situation est rare également.

UNE LOI INCOMPLÈTE

La loi française, qui a institué des principes de gratuité, d'anonymat et de sécurité sanitaire, repose surtout sur le **consentement présumé.** Nous sommes donc considérés par défaut comme favorables au don de nos organes après notre mort, sauf si notre famille s'y oppose, et à moins que l'on ne s'y soit opposé de son vivant (de vive voix ou en s'inscrivant sur un **registre national de refus**). Il n'existe donc pas encore de registre national de consentement, ce qui limiterait les pertes annuelles de greffons liées à un refus familial, lequel est d'ailleurs souvent, *a posteriori*, regretté par les proches…

JE SUIS UN DONNEUR POTENTIEL !

La solution ? Prendre le sujet en main dès maintenant en portant sur soi une **carte de donneur** (même si celle-ci n'a pas de valeur légale) et parler de son engagement à ses proches. Car chaque personne, quel que soit son âge, est un **donneur potentiel.** À noter que le don d'organes reste différent du don de son corps à la science (lequel peut s'effectuer auprès d'une faculté de médecine).

Prendre le sujet en main dès maintenant en portant sur soi une carte de donneur.

La **Fondation Greffe de vie,** créée en 2005 pour la promotion et l'amélioration du don d'organes, vous permet d'obtenir gratuitement un **passeport de vie.** Celui-ci vous aide à montrer concrètement votre engagement et à informer vos proches, grâce à des cartes témoins, de votre non-opposition au don d'organes. Cette fondation accepte par ailleurs les dons financiers afin de soutenir ses actions.

Enfin, le **don d'organes de son vivant** est aussi envisageable. Ce type de don, très encadré, est essentiellement pratiqué pour le rein et ne peut bénéficier qu'à un malade de son proche cercle familial.

Grâce à la diversité des organes prélevables, un donneur peut **sauver de nombreuses vies,** alors êtes-vous prêt à donner votre consentement ?

www.dondorganes.fr | www.france-adot.org | www.greffedevie.fr | www.ledonlagreffeetmoi.com

#36 JE RÉDUIS ET RECYCLE MES DÉCHETS

Plus de 590 kg, c'est ce qu'un Français produit chaque année en déchets. La production d'ordures ménagères par Français a ainsi **doublé en quarante ans.** Croissance démographique, modes de vie et habitudes alimentaires influent sur l'augmentation des déchets. Or, c'est bien connu, le meilleur des déchets est celui que l'on ne produit pas. Ainsi, une brosse à dents utilise-t-elle 1,5 kg de ressources naturelles, un téléphone portable, 75 kg, et un ordinateur, 1 500 kg. Les **conséquences des déchets** sont nombreuses : utilisation de matières premières épuisables, pollutions, émissions de CO_2, impact sur la santé, coût financier de leur traitement. Alors, réduisons et recyclons nos déchets, car « ça déborde » !

C'est bien connu, le meilleur des déchets est celui que l'on ne produit pas.

RÉDUCTION DES DÉCHETS

Chaque année en novembre se tient la **semaine européenne de la Réduction des déchets** pour inciter à faire maigrir nos poubelles. En tant que consommateurs, nous jouons en effet un rôle essentiel, car nos achats sont quotidiens, et nous sommes en France 65 millions… Et les **bons gestes** possibles sont nombreux : choisir des produits avec moins d'emballages, utiliser des sacs réutilisables, privilégier les écorecharges, éviter les produits jetables, faire réparer ses appareils, louer, troquer ou vendre d'occasion plutôt que jeter, faire du compost, acheter à la coupe ou au détail, choisir des produits à durée de vie longue, repérer l'écolabel avant achat, utiliser des piles rechargeables, ne pas jeter d'aliments, mettre un autocollant Stop pub sur sa boîte aux lettres…

TRI DES DÉCHETS

Vient finalement le moment où l'objet devient déchet, on peut alors lui donner une seconde vie par le recyclage grâce au tri. Poubelles vertes, jaunes et bleues, conteneurs, déchèteries, la **collecte sélective,** adaptée au contexte local, est entrée dans nos habitudes. Le verre, les papiers et cartons, les métaux et certains plastiques sont alors concernés. Et le tri permet d'écarter certains déchets de l'incinération, comme les traitements polluants, nocifs pour la santé et l'environnement.

DÉCHÈTERIES

Ces lieux permettent aux particuliers de se débarrasser des déchets dangereux (peintures, solvants, batteries de voiture, huiles usagées…), des déchets encombrants (électroménager, meubles, gravats, pneus, cartons…), et des déchets verts (tailles de haies…), qui seront ensuite acheminés vers des filières de recyclage.

LES ÉTOILES DE MER

Un homme longe la plage où sont venues s'échouer de nombreuses étoiles de mer. De temps en temps, celui-ci se baisse, ramasse quelque chose et le jette à l'eau.

Intrigué, un promeneur qui observe l'homme depuis un bon moment finit par l'interroger :

– Je me demandais ce que vous faisiez ?

– Je rejette les étoiles de mer dans l'océan, répond l'homme, si je ne le fais pas elles vont mourir.

– Je comprends, réplique notre promeneur, mais il doit y avoir des milliers d'étoiles de mer sur cette plage, vous ne pourrez pas toutes les sauver !

L'homme sourit, se penche et ramasse une autre étoile de mer. En la rejetant à la mer, il répond :

– Oui, vous avez sans doute raison, mais pour celle-ci ça change tout…

PILES, ACCUMULATEURS ET BATTERIES

À ne pas jeter à la poubelle en raison de leur toxicité, mais à rapporter dans l'un des 13000 points de collecte présents dans les magasins. La récupération (3000 tonnes chaque année) est organisée par l'éco-organisme **Screlec,** lequel a créé le site **Batribox** pour informer sur les piles ou sur le point de collecte le plus proche.

LAMPES

Les nouvelles lampes à économie d'énergie (led, fluorescentes, fluocompactes) sont recyclables, les anciennes (à incandescence ou halogènes) ne le sont pas. Une lampe fluorescente contient du verre, des métaux, du plastique, des poudres fluorescentes et du mercure, et 90% de son poids est recyclé. Le recyclage permet par ailleurs d'empêcher le rejet du mercure dans l'environnement. La collecte s'effectue dans les magasins vendant des lampes ou en déchèterie (voir sur le site **Ma lampe**).

MÉDICAMENTS

Comprimés, gélules, pommades... tous les médicaments non utilisés, périmés ou non, doivent être ramenés en pharmacie. Produits à base de substances chimiques actives, ils peuvent être nocifs pour l'environnement s'ils sont jetés dans la nature ou les toilettes, ou être un risque d'accident domestique (une intoxication sur deux est liée à des médicaments). **Cyclamed** est l'éco-organisme en charge de leur collecte et de leur destruction sécurisée.

ÉLECTRONIQUE

Les déchets d'équipements électriques et électroniques (réfrigérateurs, TV, ordinateurs...) peuvent être rapportés en magasin lorsqu'on y achète le même type de produit, c'est le principe du «un pour un». Ces déchets peuvent aussi être déposés en déchèterie, ou dans un point de collecte de l'entreprise **Envie,** qui agit pour l'insertion des personnes en difficulté et est leader de la vente d'électroménager rénové garanti.

CARTOUCHES D'ENCRE

En France, seulement 15% des cartouches sont recyclées. Or, une cartouche d'imprimante est composée d'éléments nocifs très polluants. Pour les recycler en faisant une action de solidarité, le réseau d'associations **Recyclage solidaire** met à disposition des points de dépôt dans les magasins.

BOUCHONS

L'association **Les Bouchons d'amour,** présidée par Jean-Marie Bigard, collecte depuis 2001 tous types de bouchons en plastique afin de financer l'achat de matériel pour les handicapés. D'autre part, **Recycliège** collecte les bouchons en liège afin de financer des opérations humanitaires.

À noter des opérations de recyclage ponctuelles, comme l'opération **Balle jaune**, organisée par la Fédération française de tennis, ou encore la collecte des **sapins de Noël** par les Mairies. Signalons aussi l'initiative **Bourse des déchets,** site d'annonces dédié aux matériaux, « parce que les déchets des uns sont souvent la matière première des autres ». Ou encore **Roule ma frite** qui récupère les huiles de friture usagées des restaurants pour les recycler en carburants.

Mais le recyclage n'est pas toujours possible, et il peut alors être plus intéressant de donner certains objets à une association. Ainsi, pour les **meubles, lunettes, livres, jouets, vêtements et chaussures, téléphones mobiles, voitures** ou **ordinateurs,** voir « #09 Je donne mes objets inutilisés ».

Enfin, l'**Ademe** (Agence de l'environnement et de la maîtrise de l'énergie) et le **Cniid** (Centre national d'information indépendante sur les déchets) proposent une information complète sur les déchets en France.

www.ademe.fr | www.batribox.fr | www.bouchonsdamour.com | www.bourse-des-dechets.fr | www.cniid.org | www.cyclamed.org | www.envie.org | www.malampe.org | www.recyclagesolidaire.org | www.recycliegefrance.org | www.reduisonsnosdechets.fr | www.roulemafrite17.org | www.screlec.fr

#37 JE SOUTIENS LA CAUSE DES FEMMES

En France, 80 % du Parlement est encore tenu par des hommes, pendant que 80 % des tâches domestiques sont effectuées par les femmes, et que ces dernières sont moins bien rémunérées de 20 % en moyenne… L'**émancipation des femmes,** même si elle a fait de grands progrès dans nos sociétés occidentales, notamment avec les mouvements féministes, a encore du chemin à parcourir.

Adoptée par les Nations unies en 1979, la **Convention sur l'élimination de toutes les formes de discrimination à l'égard des femmes** prône la fin des idées stéréotypées. De même, la **journée internationale des Femmes,** le 8 mars, invite les États à sensibiliser sur les droits des femmes. Et nous, quelle action choisirons-nous pour défendre la cause des femmes ?

LE DROIT DES FEMMES EN CAUSE

En Avril 1971, des femmes décident de dénoncer la répression de l'avortement en signant le manifeste « **Un appel de 343 femmes** » dans *Le Nouvel Observateur*. Le mouvement **Choisir la cause des femmes** est ainsi créé spontanément en juillet 1971 par des personnalités comme l'avocate Gisèle Halimi et la philosophe Simone de Beauvoir. Aujourd'hui, l'association œuvre dans l'action judiciaire (droit à l'avortement, lutte contre le viol), l'action politique (accès aux mandats électoraux) et l'action sociale (statut des femmes dans l'Union européenne). Pendant ce temps, **Les Chiennes de garde,** association féministe créée en 1999 pour la dignité des femmes, « montrent les crocs car adresser une injure sexiste publique à une femme, c'est insulter toutes les femmes ».

L'émancipation des femmes, même si elle a fait de grands progrès, a encore du chemin à parcourir.

LES FEMMES FACE À L'EMPLOI

Même si leurs droits sont identiques, la réalité du monde du travail n'est pas la même pour les femmes et pour les hommes. Témoignages, fiches pratiques, avis d'experts, le site **Femmes-emploi** rassemble l'ensemble de l'information nécessaire pour comprendre et faire les bons choix. L'association **Force femmes,** créée en 2005 par des femmes chefs d'entreprise, accompagne quant à elle les femmes dans leurs démarches de retour à l'emploi et de création d'entreprise.

LA VIOLENCE FAITE AUX FEMMES

La violence conjugale est une atteinte volontaire à l'intégrité de l'autre, une emprise dont il est difficile de sortir lorsqu'on en est victime. Ce fléau social est responsable du décès d'une femme, tuée par son conjoint, tous les 3 jours. Les 65 associations **Solidarité femmes,** rassemblées au sein d'une fédération, ont créé des lieux d'écoute et d'hébergement pour accueillir et lutter contre les violences faites aux femmes.

DU CÔTÉ DE LA CULTURE

L'association **Du côté des filles** exerce depuis 1994 un rôle de vigie quant au sexisme dans les créations éditoriales, et notamment dans les albums illustrés pour enfants, source d'identification durant les premières années. Quant au **Festival international de films de femmes** de Créteil, il explore le cinéma féminin – luttant ainsi depuis trente ans contre toutes les discriminations – en accueillant des réalisatrices qui défendent avec talent le regard des femmes sur leur société.

8mars-online.fr | www.chiennesdegarde.com | www.choisirlacausedesfemmes.org | www.ducotedesfilles.org | www.femmes-emploi.fr | www.filmsdefemmes.com | www.forcefemmes.com | www.solidaritefemmes.org

#38 JE ME LANCE DANS LE WWOOFING ET LES MISSIONS NATURE

Bon outil d'éducation à l'environnement, l'écovolontariat désigne toute action bénévole de terrain dans un but de préservation de l'environnement, des espèces et des habitats naturels. Alors devenez **écovolontaire** et faites des rencontres tout en découvrant d'autres manières de vivre !

L'ENTRAIDE À LA FERME BIO

Vous avez l'esprit écolo ? Vous êtes prêt à user de l'huile de coude pour obtenir un toit et trois repas par jour ? L'organisation internationale **WWOOFing** (World Wide Opportunities on Organic Farms) a été créée en 1971 en Angleterre afin de mettre en relation des **wwoofers,** qui proposent leurs services dans une ferme ou un projet biologique, et des hôtes (des fermiers bio principalement), qui en contrepartie forment, hébergent et servent le couvert. Adhérez au site **WWOOF France** ou international (près de 90 pays représentés), choisissez votre échange, déterminez avec vos hôtes les modalités du séjour et de la mission (en général quatre à six heures de travail par jour), et c'est parti... Objectifs du wwoofer : apprendre l'agriculture biologique ou la vie à la ferme, connaître des styles de vie sains, soutenir la protection de l'environnement, retrouver le contact avec la nature, **créer des liens entre citadins et ruraux**, visiter une région ou un pays autrement, et s'enrichir en rapports humains. À noter que tout échange monétaire est exclu, en dehors de l'adhésion au site.

Objectifs du wwoofer : apprendre l'agriculture biologique ou la vie à la ferme.

ÉCOVOLONTAIRE DE VACANCES

Le service **Help Exchange** (ou HelpX), lancé par un Anglais en 2001, propose une liste de fermes (biologiques ou non), maisons, auberges, gîtes qui invitent des écovolontaires (moyenne de quatre heures de travail par jour) à séjourner chez eux gratuitement et à court terme, avec hébergement et nourriture, le temps de l'apprentissage d'un savoir-faire. Un service qui se présente principalement comme **un échange culturel associant vacances et travail** pour des voyageurs qui, durant leur séjour à l'étranger, cherchent à échanger avec la population locale tout se formant. Opportunités dans le monde entier et petite adhésion payante nécessaire.

MISSION : NATURE

J'agis pour la nature est un service Internet lancé en 2010 à l'initiative de l'association **À pas de Loup** et de la **Fondation pour la nature et l'homme** (créée par Nicolas Hulot) afin de proposer des offres d'écovolontariat, pour la préservation de l'environnement et de la biodiversité, sur toute la France. Ouvertes aux personnes de tout âge et de tous horizons, les missions (accueil et soin d'animaux, vigie-nature, entretien d'espaces naturels, écoconstruction...) nécessitent surtout motivation, esprit d'ouverture, temps, volonté d'apprendre et d'échanger, et envie de s'engager pour la nature. À noter, par exemple, le programme **Spipoll,** initié par le Museum national d'histoire naturelle, dont l'objectif est le suivi photo des abeilles en train de butiner. Ces séjours permettent d'acquérir une expérience pratique et de mieux appréhender les questions environnementales.

www.helpx.net | www.jagispourlanature.org | www.spipoll.org | www.wwoof.fr | www.wwoof.org et www.wwoofinternational.org

#39 J'ACHÈTE ÉCOLOGIQUE, ÉTHIQUE OU SOLIDAIRE

Quand l'achat se fait citoyen... En étant sensibles à la dimension **écologique, sociale** ou **humanitaire** de nos achats, nous avons le pouvoir de passer de simples « consommateurs » absorbant passivement les messages publicitaires à des « **consom'acteurs** » avertis. Car chaque geste compte ! Et avec notre consommation, comme avec notre bulletin de vote ou encore notre épargne, nous pouvons agir, **peser sur l'offre des producteurs** et devenir de véritables « acteurs » du marché. Car il est bon de rappeler que les producteurs sont dépendants des consommateurs, et non l'inverse. Avec cette sélection d'initiatives responsables, prenons le temps de **donner du sens** à nos achats...

Les producteurs sont dépendants des consommateurs, et non l'inverse.

MON SHOPPING EST ÉCOLO

En 2010, la consommation de produits bio, en augmentation constante, a représenté 2 % du marché alimentaire, et elle est déjà évaluée à 3,4 milliards d'euros. Sachant par ailleurs que un Français sur quatre consomme un ou plusieurs produits bio régulièrement. Manger bio, c'est se préoccuper de notre santé et de la préservation de l'environnement. Le site **Mes courses pour la planète,** guide de consommation responsable, et le magazine papier ***Nou-***

NOUS SOMMES SOLIDAIRES, EMPORTÉS PAR LA MÊME PLANÈTE, ÉQUIPAGE D'UN MÊME NAVIRE.

ANTOINE DE SAINT-EXUPÉRY

veau Consommateur nous aident à faire nos choix de produits. Avec l'annuaire pour consommer autrement **Le Marché citoyen,** on peut trouver les boutiques responsables près de chez soi… Sur Internet, de nombreux sites se sont mis au bio et à l'écologique : des généralistes, comme **Greenweez, Tout allant vert** ou **Green commerce,** et des spécialistes, comme **Mister Écologie** ou **ConsomActeurs** (solutions écologiques), **Natiloo** et **Brindilles** (bébé), **Bien et bio** (bien-être), **Made in éthic** (mode), ou **Monde bio** (cosmétiques). La commande de produits alimentaires frais sur Internet reste un sujet plus complexe, mais **Toute la bio** (réseau **Biocoop**) s'y consacre en région parisienne, et les distributeurs de paniers de fruits et légumes bio sont répertoriés sur l'annuaire **Mon panier bio.** Passons au bio !

Nous avons le pouvoir de passer de simples « consommateurs » à des « consom'acteurs » avertis.

VOUS AVEZ DIT ÉQUITABLE ?

Ces dernières années, le **commerce équitable,** dont la devise est « trade, not aid » (du commerce, pas de l'aide), a pris son envol avec plus de 300 points de vente spécialisés (**Alter mundi**, **Artisans du monde**…) et 10 000 grandes et moyennes surfaces qui référencent les produits, pour une valeur estimée à 300 millions d'euros. Selon une étude de 2009, un foyer sur trois consomme déjà des produits issus du commerce équitable en France. Et plus de 3 000 produits sont labellisés à ce jour dans l'alimentaire, l'artisanat, la cosmétique, les fleurs, le textile… On notera **Alter eco** et **Éthiquable** parmi l'ensemble des marques du secteur.

Depuis 1988, le label **Max Havelaar,** dorénavant présent dans 58 pays producteurs et 21 pays consommateurs, est devenu une référence pour le commerce équitable. Le collectif d'associations **Éthique sur l'étiquette** lutte d'ailleurs pour l'information éthique du public. En tant que consommateur, il s'agit donc de prendre en compte les conditions sociales et économiques de production : prix juste, commerce direct, engagement à long terme, respect des droits des travailleurs, respect de l'environnement, développement local communautaire. Pour le paysan agriculteur du bout du monde, c'est une question de survie…

À L'ÈRE DU SOLIDAIRE

Comment réconcilier consommation et solidarité ? Comment aider en achetant ? C'est possible en recherchant des alternatives solidaires, et en modifiant pas à pas nos habitudes de consommation. Ainsi peut-on acheter son huile de jojoba (aux multiples propriétés) auprès de l'association environnementale **Robin des bois,** une huile qui a permis l'arrêt de la chasse au cachalot et qui finance maintenant l'association. Ou sélectionner les entreprises (parmi plus de 1 300 au niveau mondial) qui, avec le programme **1 % for the Planet,** reversent 1 % de leurs ventes à des associations de protection de la nature.

Pour soutenir des causes tout en achetant ses cartes de vœux, direction **Vœux-solidaires** ou l'**Unicef.** Avec **PriceSolidaire,** achetez des produits issus du site PriceMinister, et 5 % sont reversés à la Croix-Rouge. En magasins, la gamme de produits de grande consommation **Solidaime** (pâtes, riz...) reverse le montant du don indiqué sur l'emballage. Quand Noël arrive, pensons au **sac à sapin,** biodégradable, qui permet, pour 5 euros, de décorer le pied du sapin, recycler l'arbre et reverser 1,30 euros à Handicap international.

Avec **Solidaribio,** l'achat de produits bio est accompagné d'un reversement de 10 % des bénéfices à WWF, GoodPlanet et Plan France. Groupement d'acheteurs solidaires, **Soliland,** « vos achats ont du cœur » propose de faire ses courses dans près de 800 magasins en ligne et de reverser une commission pour chaque achat à l'association de son choix. Pour un déménagement solidaire au profit de projets en Afrique, l'association **Sur la route** se charge de tout. Avec **Mariage solidaire,** vous pouvez associer la joie d'un mariage à l'utilité d'une cause. Si vous achetez ou revendez un logement, les agences de l'association **Agence solidarité logement** reversent 1 % de leurs honoraires à la Fondation Abbé Pierre. Vous pouvez enfin acheter directement dans les boutiques des associations (WWF, Action contre la faim, Secours populaire, Aide et Action...) à travers **Boutique-solidaire.**

Nos choix de consommateurs font aujourd'hui la différence pour demain...

www.agencesolidaritelogement.fr | www.altereco.com | www.altermundi.com | www.artisansdumonde.org | www.bien-et-bio.com | www.boutique-solidaire.com | www.brindilles.fr | www.consomacteurs.com | www.ethiquable.coop | www.ethique-sur-etiquette.org | www.greencommerce.fr | www.greenweez.com | www.lemarchecitoyen.net | www.made-in-ethic.com | www.mariagesolidaire.fr | www.maxhavelaarfrance.org | www.mescoursespourlaplanete.com | www.mister-ecologie.com | www.mondebio.com | www.mon-panier-bio.com | www.natiloo.com | www.nouveauconsommateur.com | www.onepercentfortheplanet.org | www.pricesolidaire.fr | www.robindesbois.org | www.solidaime.org | www.solidaribio.com | www.soliland.fr | www.surlaroute-ci.org | www.toutallantvert.com | www.toutelabio.com | www.unicef.fr | www.voeux-solidaires.com

#40 JE CRÉE OU PARTICIPE À UN JARDIN PARTAGÉ

« Il pousse plus de choses dans un jardin que n'en sème le jardinier », un proverbe bien à propos pour ces jardins collectifs gérés par un groupe d'habitants, qui fleurissent en France depuis une dizaine d'années. Sous le nom de **community gardens,** ces jardins ont leur origine dans les années 1970 à New York, où l'artiste Liz Christy et quelques amis décidèrent d'ensemencer de manière sauvage des terrains vagues dans la ville. Plusieurs centaines de community gardens y sont maintenant en activité. Connaissez-vous les jardins partagés autour de chez vous ?

UN JARDIN EN PARTAGE

Ces petits espaces partagés de verdure (allant de 150 à 1 000 m² à Paris) sont autogérés par des **associations,** souvent avec le soutien de municipalités, et vivent grâce à leurs membres jardiniers en herbe, lesquels se procurent fruits et légumes frais en les cultivant eux-mêmes. Ces bénévoles cherchent les ressources humaines et matérielles, organisent les parcelles, sèment, plantent, entretiennent le terrain (sans pesticides), créent des composts, récupèrent les eaux de pluie, récoltent...

Des oasis vertes entourées de murs de béton.

Mais ces oasis vertes entourées de murs de béton ont aussi un **rôle social et pédagogique,** par exemple lorsque les jardiniers partagent leur savoir avec les enfants, les personnes âgées ou d'autres voisins afin de les sensibiliser à l'environnement. Ou lorsqu'ils jouent le rôle de jardins collectifs d'insertion sociale, comme les **Jardins de cocagne.** Le lien se crée, entre les personnes et le jardin, entres les générations et les cultures, et le jardin devient alors un créateur de rencontres écocitoyennes.

Ils permettent par ailleurs de prolonger une **trame verte** de biodiversité au sein des espaces urbains, où les plantes sauvages, les insectes, les petits animaux et les oiseaux sont les bienvenus. Et ils offrent aux citadins (même s'ils existent aussi en milieu rural) une amélioration de leur cadre de vie grâce à de nouveaux espaces de nature au cœur de leur ville.

ÇA BOUGE DANS LES VILLES !

Durant des années, Paris a connu des transformations par les riverains de friches en jardins. Aujourd'hui, la **Ville de Paris** s'est organisée pour l'accompagnement de ces jardins partagés, qui sont maintenant une soixantaine, disséminés dans toute la ville (y compris sur les toits !). Les habitants doivent alors se regrouper en association, puis contacter la cellule **Main verte** de la ville, qui leur apportera son soutien : administratif, subventions, terrain, cabane, arrivée d'eau, clôture. En contrepartie, l'association signe une **charte** les engageant à ouvrir le jardin aux habitants du quartier, à y organiser de petits événements festifs et à cultiver le jardin dans le respect de l'environnement. Et dans votre ville, comment cela se passe-t-il ?

Le mouvement des jardins partagés s'est par ailleurs regroupé dans le réseau **Le Jardin dans tous ses états,** qui agit pour favoriser la mise en œuvre de ces jardins. Jardiniers amateurs, unissez-vous !

www.jardinons-ensemble.org | www.jardins-partages.org (le jardin dans tous ses états) | www.paris.fr | www.reseaucocagne.asso.fr

#41 JE PASSE À L'ÉCOCONDUITE DE MON VÉHICULE

Le transport – avec 26 % des émissions de CO_2 en France – est le premier secteur responsable des gaz à effet de serre, et le transport routier est de loin le principal, avec 85 % du total des transports. Donc, moins vous utilisez votre voiture, moins vous contribuez au **réchauffement climatique.** Mais lorsque l'utilisation de la voiture est vraiment nécessaire, et en l'absence de technologies propres véritablement viables, dans l'attente notamment des voitures électriques, le potentiel d'économies réside dans le comportement du conducteur.

Afin de réduire la consommation de carburant (de 5 à 40 %), l'usure et donc les coûts d'entretien du véhicule, les émissions de gaz à effet de serre, la pollution sonore, le stress au volant et les risques d'accident de la route, adoptons les **gestes simples** de l'écoconduite !

Le transport est le premier secteur responsable des gaz à effet de serre.

Démarrer son moteur en douceur. Beaucoup de véhicules autorisent le démarrage du moteur sans appuyer sur la pédale d'accélérateur, limitant ainsi la consommation.

Passer le rapport de vitesse supérieur dès que possible. Pour les boîtes de vitesse manuelles, cela permet de soulager votre moteur, de faire d'importantes économies de carburant et de réduire les émissions de CO_2. Ne pas hésiter ainsi à être en 5e vitesse dès 50 km/h.

Maintenir une vitesse stable. Avoir une conduite fluide et linéaire, car l'énergie nécessaire au déplacement d'un véhicule est très réduite, et seules les accélérations nécessitent un moteur puissant. Une conduite agressive en ville peut augmenter la consommation jusqu'à 40 %. Utiliser le régulateur de vitesse si votre véhicule en comporte un.

Anticiper les ralentissements. Utiliser en descente l'inertie du véhicule avec le frein moteur plutôt que la pédale de frein, éviter les freinages et accélérations non nécessaires, respecter les distances de sécurité.

Modérer sa vitesse. Respecter les limitations de vitesse. Et même les modérer : par exemple, 10 km/h en moins sur l'autoroute (de 130 à 120 km/h), c'est jusqu'à 12 % de carburant économisé.

Limiter la climatisation. La surconsommation de carburant due à la climatisation peut atteindre 10 % sur la route et 25 % en ville. Sans compter la présence de fluide frigorigène, qui est un gaz à effet de serre très puissant.

Couper le moteur lors d'un arrêt de plus de 20 secondes. L'arrêt et le redémarrage du moteur consomment moins de carburant que de le laisser tourner au ralenti plus de 20 secondes.

Vérifier la pression des pneus. Rouler sous-gonflé est dangereux et augmente la consommation du véhicule. Un simple sous-gonflage peut être responsable d'une surconsommation de l'ordre de 8 %. La pression des pneus doit être vérifiée idéalement une fois par mois.

Vérifier régulièrement le bon état de son véhicule. Un véhicule mal entretenu – filtre à air, vidange, géométrie – peut entraîner une surconsommation de carburant pouvant aller jusqu'à 25 %.

Ne pas trop charger la voiture. Vider le coffre, car 100 kg de plus, c'est 5 % de surplus de consommation. Ne pas oublier d'enlever remorque, coffre de toit, ou galerie après utilisation, ceux-ci diminuant l'aérodynamisme du véhicule.

Ne pas laver trop souvent sa voiture. Et si le lavage est nécessaire, privilégier les sociétés de nettoyage qui n'utilisent pas d'eau (produits écologiques et chiffons microfibres).

Éviter de circuler aux heures de pointe. En privilégiant des déplacements en période de trafic fluide, on dépense moins de carburant.

Favoriser les déplacements à plusieurs. Plus on voyage nombreux, plus on diminue la pollution par personne transportée.

En mars, par ailleurs, je reste serein et je souris, car c'est la **journée nationale de la Courtoisie sur la route,** une opération organisée par tous les acteurs de la sécurité routière et qui se donne pour objectif d'inciter chacun à remettre en question sa façon de conduire. Un peu de « savoir vivre » routier, en quelque sorte…

Une fois dans l'année je laisse ma voiture au garage et je participe au Parking Day.

Et enfin, une fois dans l'année je laisse ma voiture au garage et je participe au **Parking Day.** Née à San Francisco en 2005 et présente dans 21 pays, l'initiative a poussé en France pour la première fois en 2010. Elle consiste à louer, végétaliser et occuper (pique-nique, sieste, jeux, lecture…) symboliquement une place de parking autrement que par une voiture. Alors, au parking, citoyens !

www.ademe.fr | www.courtoisie.org (site de la journée nationale de la Courtoisie sur la route) | www.parkingday.fr

#42 J'AIDE LES ENFANTS MALADES OU EN DIFFICULTÉ

« Un homme n'est jamais si grand que lorsqu'il est à genoux pour aider un enfant. » Pythagore avait vu juste, et le nombre d'associations existant pour la cause des enfants nous rappelle que **la souffrance d'un enfant nous touche souvent plus que tout**. Selon l'Unicef (Fonds des Nations unies pour l'enfance), plus d'un milliard d'enfants dans le monde souffrent de privations extrêmes liées à la pauvreté, à la maladie ou à la guerre. Réduire la mortalité infantile fait partie des **objectifs du millénaire pour le développement** des Nations unies, mais un enfant meurt encore toutes les trois secondes. Et on estime que, à travers le monde, environ 245 millions d'enfants âgés de 5 à 17 ans travaillent encore.

Contre les nombreuses injustices faites aux enfants, le Parlement français a d'ailleurs décidé de faire du 20 novembre la **journée mondiale des Droits de l'enfant.** En France, les difficultés sont différentes, mais les enfants démunis, handicapés, orphelins ou hospitalisés ont aussi besoin de notre soutien. Selon l'**Oned (Observatoire national de l'enfance en danger),** 266 000 mineurs bénéficient d'au moins une mesure de protection de l'enfance. Avec cette sélection d'organisations, devenons bénévoles ou soutenons par un don, mais pour l'enfance, agissons !

L'ENFANCE EN RÊVES

Marie monte un poney, Ulric nage avec les dauphins, Aurélie assiste à un défilé de haute couture, Franck rencontre Zinédine Zidane... Ces dernières années, des associations – comme **Petits Princes, Arc-en-Ciel** ou **Rêves** – se sont créées dans le but de réaliser les rêves des enfants gravement malades (cancers, maladies génétiques). L'association **À chacun son Everest** propose, elle, aux enfants malades d'escalader une montagne pour « y trouver leur sommet ». Ainsi, en vivant intensément sa passion et en réalisant ses rêves, l'enfant trouve-t-il une nouvelle énergie pour se battre contre la maladie. Pour retrouver confiance en l'avenir, une part de rêve aide à faire une trêve...

À L'HÔPITAL DE LA VIE

En France, un enfant sur deux est hospitalisé avant l'âge de 15 ans. Depuis 1990, la Fondation Hôpitaux de Paris-Hôpitaux de France, présidée par Bernadette Chirac, organise en janvier l'opération **Pièces jaunes,** grâce à laquelle près de 7 000 projets se sont concrétisés pour améliorer la vie des enfants hospitalisés.

TOUT CE QUI N'EST PAS DONNÉ EST PERDU.

MÈRE TERESA

Pour vaincre l'angoisse et la solitude d'un séjour à l'hôpital, des associations de clowns – **Le Rire médecin, Théodora** ou **Clowns z'hôpitaux** – emmènent, par le rire et les nez rouges, les enfants dans un monde imaginaire, afin qu'ils s'évadent quelques instants de l'univers de la maladie. Un foulard disparaît, un sourire apparaît… une autre manière d'oublier les soins : **Magie à l'hôpital** réalise le rêve magique d'enfants hospitalisés à travers des spectacles de magie. Si tu ne peux pas aller au cinéma, le cinéma viendra à toi, grâce à l'association **Les Toiles enchantées,** des projections de films récents dans les hôpitaux permettent aux enfants de s'échapper le temps d'une toile.

Avec la complicité de nombreux sportifs de haut niveau, **1 maillot pour la vie** organise des rencontres privilégiées entre enfants et sportifs dans les hôpitaux, afin de redonner sourire et espoir aux enfants malades. Quant à l'association **Docteur Souris,** elle est dédiée à la fourniture d'ordinateurs aux enfants pendant leur séjour à l'hôpital afin de rompre leur isolement, ces derniers utilisant dorénavant plus Internet que la télévision.

Enfin, **Sparadrap** – « Quand on a moins peur, on a moins mal ! » – se consacre à l'explication des soins, de la douleur et de l'hôpital aux enfants, à travers des livres illustrés et des jeux interactifs sur Internet. Pendant que les infatigables **Blouses roses** (3 700 bénévoles en France) apportent aux enfants le réconfort ou une animation pour les aider à voir la vie en rose !

MAISONS, ÉVASIONS ET PROTECTION

Aux enfants dont l'horizon n'est que béton et grisaille, aux enfants qui ont besoin de souffler, de se ressourcer, et de retrouver l'espoir, aux enfants malades isolés de leur famille, l'association **Enfants de la Terre,** créée par Marie-Claire et Yannick Noah, répond par l'accueil de vacances au sein de ses **maisons-tendresse** ou par des séjours évasion. Quant à **SOS villages d'enfants,** elle accueille dans l'un de ses 14 villages des frères et sœurs orphelins, abandonnés ou dont la situation familiale perturbée nécessite un nouveau cadre de vie stable pour se réconcilier avec leur passé et se reconstruire. Enfin, **Enfance et partage** lutte – avec des psychologues, des avocats et des centres d'accueil sur tout le territoire – pour protéger et défendre les enfants contre toutes les formes de maltraitance, qu'elles soient physiques, psychologiques ou sexuelles.

La souffrance d'un enfant nous touche souvent plus que tout.

ENFANTS DU MONDE

Né en 1946, l'**Unicef** a pour vocation d'assurer à chaque enfant santé (en priorité lutte contre le sida), éducation (en particulier l'éducation des filles), égalité et protection (notamment lutte contre l'utilisation d'enfants soldats et contre la prostitution) dans plus de 150 pays. Pour tous les événements de la vie, pensons aux **cartes Unicef** et aux autres produits de sa boutique, disponibles sur son site.

De nombreuses autres associations de solidarité internationale, chacune avec leurs spécificités et leurs pays d'intervention, agissent par ailleurs pour l'enfance dans le monde.

« Un enfant qui pleure, qu'il soit de n'importe où, est un enfant qui pleure. » Des initiatives qui répondent en écho à Barbara…

www.achacunsoneverest.com | www.arc-en-ciel.com | www.clown-hopital.com | www.docteursouris.fr | www.enfance-et-partage.org | www.enfantsdelaterre.net | www.leriremedecin.asso.fr | www.lesblousesroses.asso.fr | www.lestoilesenchantees.com | www.magie-hopital.com | www.oned.gouv.fr | www.petitsprinces.com | www.piecesjaunes.fr | www.reves.fr | www.sosve.org (SOS villages d'enfants) | www.sparadrap.org | www.theodora.fr | www.unicef.fr | www.unmaillotpourlavie.com

#43 JE FABRIQUE MOI-MÊME (DO-IT-YOURSELF)

N'achetez-plus, faites-le vous même ! Véritable phénomène outre-Atlantique, le **Do-It-Yourself** (littéralement « fais-le toi-même ») revient en force dans notre société, en réaction à la fois à la récession économique – la nécessité étant mère de toute invention – et aux effets négatifs de la société de consommation sur la planète.

Qu'est-ce qu'on attend pour remettre au goût du jour ces recettes de grand-mère ?

Il a même donné naissance aux États-Unis au mouvement **Make,** avec ses sites, comme **Instructables,** ses magazines, *Make* et *Craft,* ses foires. Et surtout ses fans à la MacGyver, tricoteurs, brodeurs, soudeurs, jardiniers, codeurs… On y retrouve l'esprit des « innovations de garage » qui comptait notamment dans ses rangs un certain Steve Jobs, le cofondateur d'Apple.

Alors qu'est-ce qu'on attend pour remettre au goût du jour ces recettes de grand-mère, ces **trucs d'autrefois**, tout en inventant de nouveaux objets assemblés, réparés, détournés, recyclés ?

TOUT FAIRE SOI-MÊME

Les bricoleurs et les jardiniers connaissent bien cette idée de **faire soi-même plutôt que faire faire**, mais le concept gagne maintenant de plus en plus de domaines. Les sites Internet et les livres deviennent des mines d'or pour tout faire soi-même : ses chaussons, son écharpe, son porte-bébé, ses produits cosmétiques, son parfum, son savon, son dentifrice, son déodorant, ses produits d'entretien, son papier recyclé, ses enduits, sa peinture… Comme le **furoshiki,** cette technique ancestrale japonaise qui permet grâce à un simple carré de tissu d'éviter l'utilisation de sacs en plastique, de créer des sacs à dos, des sacs à main, des nappes… Car maintenant il ne s'agit plus d'acheter en magasin des «kits de réalisation», mais bien de travailler à partir de produits bruts et de fabriquer complètement ses produits, tout en réparant plutôt que jeter et remplacer.

POURQUOI FAIRE SOI-MÊME ?

Pour réduire les dépenses, bien entendu, mais pas seulement… car derrière cela se cachent beaucoup d'autres raisons, comme le plaisir d'apprendre, **l'envie d'exprimer sa créativité**, le souhait de se réengager dans le monde physique (trop délégué aux industriels), la nécessité d'une certaine **sobriété dans sa consommation**, la réduction de son impact sur l'environnement (moins de déchets), une volonté de retrouver une certaine indépendance vis-à-vis des fabricants, et l'idée de pouvoir sensibiliser son entourage.

En France, cela concerne aussi l'entretien des voitures. Ainsi, grâce aux **self-garages,** le client met lui-même son véhicule sur le pont et fait sa vidange ou son changement de pneus, tout en bénéficiant d'un outillage professionnel.

Mais, attention, lorsque l'on commence à réaliser soi-même, on a une fâcheuse tendance à y prendre goût. Et une passion, ça se partage (comme sur les blogs **Tout faire soi-même** ou **Le Plaisir de faire soi-même**)… Donc, faire soi-même, oui, mais avec les autres !

www.craftzine.com | www.faire-soi-meme.net | www.instructables.com | www.makezine.com | www.selfgarage.org | www.toutfairesoimeme.com

#44 JE DIMINUE MA CONSOMMATION DE VIANDE ET DE POISSON

« Si quelqu'un veut **sauver la planète,** tout ce qu'il doit faire, c'est simplement de cesser de manger de la viande. Cela règle tellement de choses d'un seul coup : **l'écologie, la famine, la cruauté** », déclarait Paul McCartney, végétarien, résumant ainsi bien les enjeux. En effet, l'élevage et la pêche ont des conséquences graves pour les humains, les animaux et la planète. La **journée sans Viande,** fêtée le 20 mars, nous le rappelle aussi. En sommes-nous tous vraiment conscients ?

LA VIANDE ET SES CONSÉQUENCES

«La croissance rapide de l'élevage a engendré des risques systémiques qui pourraient avoir des conséquences catastrophiques pour les moyens de subsistance, la santé humaine et animale, et l'environnement», note la FAO (Organisation des Nations unies pour l'alimentation et l'agriculture). Et les rapports se suivent et se ressemblent… Dès que le niveau de vie augmente, la consommation d'aliments issus de l'élevage progresse, **un phénomène planétaire**. Par exemple, un Chinois mange aujourd'hui en moyenne 59,5 kg de viande par an, contre 13,7 kg en 1980 !

Cela engendre notamment un **risque majeur pour l'environnement.** L'élevage est responsable de 18 % des émissions de gaz à effet de serre et de 8 % de la consommation mondiale d'eau (100 litres sont nécessaires pour produire 1 kg de pommes de terre, 13 000 litres pour 1 kg de bœuf !), et occupe pour nourrir les animaux 80 % de la superficie agricole de la planète.

L'élevage occupe pour nourrir les animaux 80 % de la superficie agricole de la planète.

Au niveau de la **santé humaine,** la FAO précise que « 75 % des nouvelles maladies qui ont affecté les humains depuis dix ans sont causées par des pathogènes provenant d'animaux ou de produits d'origine animale ». Quant à **l'obésité**, considérée par l'OMS (Organisation mondiale de la santé) comme une épidémie, elle touche 400 millions de personnes dans le monde, et 1,3 milliard sont en surpoids.

Enfin, « les animaux sont mes amis et je ne mange pas mes amis », écrivait l'écrivain irlandais George Bernard Shaw ; il nous faut limiter notre consommation de viande aussi pour éviter la **souffrance animale** et préserver le vivant…

VERS UNE PÊCHE DURABLE ?

Le biologiste Daniel Pauly déclare que si nous continuons à pêcher du poisson au rythme actuel, **les océans seront vides d'ici quarante ans** ! Pendant des siècles, l'homme a considéré l'océan comme une ressource inépuisable. Pêche industrielle abusive, pollutions (mercure, plastiques), transformation des côtes sauvages… 75 % des stocks de poissons commercialisés ont été exploités excessivement, mais la consommation continue d'augmenter.

Chaque **consommateur** peut agir, soit en limitant ou stoppant ses achats de poisson, soit en s'appuyant sur deux labels de pêche durable, **MSC** (Marine Stewardship Council) et **Bio,** soit encore en s'informant sur les espèces menacées à éviter grâce au guide *Pêche : conduites dangereuses*, de Greenpeace.

« Rien ne peut être plus bénéfique à la santé humaine ni accroître les chances de survie de la vie sur la Terre qu'une **évolution vers un régime végétarien** », précisait Einstein. L'écouterons-nous ?

www.greenpeace.fr | www.journee-sans-viande.info | www.msc.org/fr | www.viande.info

#45 JE VOYAGE AUTREMENT AVEC L'ÉCOTOURISME SOLIDAIRE

« Heureux qui, comme Ulysse, a fait un beau voyage... » Le tourisme représente aujourd'hui **850 millions de personnes** dans le monde. Dans une vingtaine d'années nous devrions être plus de 1,5 milliard à partir à la découverte d'un autre pays. C'est le **premier secteur fournisseur d'emplois de la planète.** La recherche de sens et d'éthique faisant son chemin, une autre forme de tourisme émerge, **plus authentique,** plus proche des pays visités, plus respectueuse de la nature, plus engagée dans l'action. Et peu importe que l'on nomme cela tourisme durable, responsable, équitable, solidaire ou écotourisme. Alors, quand troquons-nous nos vacances classiques pour partir autrement ?

DE LA NATURE À L'ÉCOTOURISME

L'écotourisme est un voyage responsable dans les espaces naturels, qui contribue à la protection de l'environnement et au bien-être des populations locales. Il est avant tout basé sur la notion d'échange et de respect : respect des hôtes, respect de leur culture, et respect de la nature. En France, c'est l'**AFE (Association française d'écotourisme),** créée en 2005, qui se charge de diffuser le concept d'écotourisme. Les Nations unies ont, de leur côté, lancé l'initiative **Passeport vert** afin de promouvoir les vacances responsables. Quant au site d'information **Voyages pour la planète,** il propose une sélection de séjours en écotourisme, ainsi qu'un ***Guide du voyageur responsable.*** Car, en voyage, nous devenons de simples invités, pourtant nous pouvons entraîner des impacts négatifs sur la nature et les populations...

Quand troquons-nous nos vacances classiques pour partir autrement ?

Des séjours actifs de volontariat nature sont par ailleurs disponibles, par exemple auprès de l'agence **Saïga,** d'**Ecovolunteer** ou d'**Objectif sciences international.** Étudier des dauphins en Italie, sauvegarder des chimpanzés au Congo, protéger des tortues marines au Kenya, restaurer les coraux en mer Rouge, étudier les modifications du climat dans l'Arctique... engagez-vous pour la nature !

JE VOYAGE EN SOLIDAIRE

L'implication des populations locales, le respect de la personne, des cultures et de la nature, et une répartition équitable des ressources générées sont les fondements d'un tourisme équitable et solidaire. L'homme et la rencontre sont alors au cœur du voyage. L'**ATES (Association pour le tourisme équitable et solidaire)** soutient ce type de tourisme et regroupe

23 agences ou associations de voyage. Que ce soit pour une randonnée chamelière chez les oasiens de l'erg Chebbi au Maroc (**Vision du monde**), une rencontre avec les pygmées Aka en Centrafrique (**La Route des sens**), les marches tibétaines du pays sherpa au Népal (**Rencontres au bout du monde**), ou un voyage solidaire sur mesure avec **Routes solidaires,** l'authenticité sera toujours au bout du voyage…

À noter enfin que, avec des organismes comme **La Guilde européenne du raid, AidCamps international** ou le concepteur de voyages solidaires **Double sens,** il est aussi envisageable d'être volontaire pour des projets humanitaires pendant ses vacances.

www.aidcamps.org | www.boutdumonde.eu | www.conges-science-solidaire.com (Objectif sciences international) | www.doublesens.fr | www.ecotourisme.info (AFE) | www.ecovolunteer.org | www.la-guilde.org | www.laroutedessens.org | www.routes-solidaires.com | www.saiga-voyage-nature.fr | www.tourismesolidaire.org (ATES) | www.unep.fr/greenpassport | www.visiondumonde.org | www.voyagespourlaplanete.com

#46 JE SOUTIENS LES PERSONNES HANDICAPÉES

Différent, comme tout le monde ! Aujourd'hui encore, les personnes handicapées doivent mener un combat au quotidien pour vivre comme les autres, accéder à ce qui est disponible pour chaque citoyen, ne plus être discriminé. De nombreuses associations soutiennent les enjeux sociaux, médicaux ou économiques des **5 millions de personnes handicapées** (dont 2 millions à mobilité réduite) que compte la France. En devenant adhérent, en faisant un don, en investissant dans un chien guide d'aveugles, en devenant accompagnateur-bénévole, ou encore en ouvrant un livret d'épargne APF, nous pouvons les aider…

L'Association des paralysés de France (APF), fondée en 1933 par la volonté de quatre jeunes gens atteints par la poliomyélite et révoltés contre l'exclusion dont ils étaient victimes, lutte pour l'intégration des personnes en situation de handicap dans la société. Cette association nationale regroupe plus de 30 000 adhérents et gère 100 services ou établissements pour les enfants et plus de 150 pour les adultes. En mars, l'APF organise la **semaine nationale des Personnes handicapées** afin de sensibiliser le public à leur cause.

L'Arche, association créée en 1964 par Jean Vanier, rassemble des foyers d'accueil pour les personnes avec un handicap mental. Devenue aujourd'hui une fédération internationale, elle est composée en France de 26 communautés hébergeant près de 1 000 personnes.

L'**ADAPT (Association pour l'insertion sociale et professionnelle des personnes handicapées)** se concentre sur l'emploi, facteur d'autonomie et de dignité des personnes

touchées par un handicap. Car leur taux de chômage est encore de 20 % (le double de la moyenne nationale), et les travailleurs handicapés restent deux fois plus longtemps sans emploi. Voilà pourquoi l'ADAPT organise en novembre, depuis 1997, la **semaine pour l'Emploi des personnes handicapées,** avec l'objectif de faire changer le regard sur le handicap.

Les personnes handicapées doivent mener un combat au quotidien pour vivre comme les autres.

Handicap international est une organisation de solidarité internationale qui œuvre dans de nombreuses situations d'urgence grâce à 8 associations nationales, dont 1 en France. Elle est notamment engagée dans le combat contre les mines antipersonnel et les bombes à sous-munitions, qui mutilent ou tuent 5 000 civils chaque année et polluent 83 pays. C'est à ce titre qu'elle a été récompensée par le **prix Nobel de la paix** en 1997. Et c'est pourquoi elle organise chaque année dans une quarantaine de villes en France les **Pyramides de chaussures,** où chacun est invité à apporter des paires de chaussures pour protester et à signer la pétition contre les « armes de lâches ».

Par ailleurs, citons **Perce-Neige,** une association créée en 1966 par l'acteur **Lino Ventura,** père d'une petite fille handicapée mentale, qui défend – grâce à des Maisons Perce-Neige – la cause de ces enfants « pas comme les autres ». Ou encore **Handigolf** qui contribue à l'insertion des handicapés à travers une passion sportive, le golf.

Et enfin, l'association **Handimobility** s'est spécialisée, à travers son blog, dans l'information indépendante pour tous les handicaps.

www.apf.asso.fr | www.arche-france.org | www.handicap-international.fr | www.handigolf.fr | www.handimobility.org | www.ladapt.net | www.perce-neige.org | www.semaine-emploi-handicap.com

#47 J'INSTALLE UNE RUCHE DANS MON JARDIN OU EN VILLE

Devenez apiculteur citadin – un phénomène en pleine expansion –, les abeilles vous le rendront !

Les abeilles disparaissent. En raison de pratiques agricoles inadaptées (pesticides, insecticides, monoculture...), près de 30 % des colonies d'abeilles disparaissent chaque année en France. En dix ans, 15 000 apiculteurs ont cessé leur activité. Or, près de 40 % de notre alimentation (fruits, légumes, oléagineux...) dépend exclusivement de l'action fécondatrice des abeilles, sans compter l'apport du miel, du pollen, de la propolis, de la cire et de la gelée

C'EST UNE TRISTE CHOSE
DE SONGER
QUE LA NATURE PARLE
ET QUE LE GENRE
HUMAIN N'ÉCOUTE PAS.

VICTOR HUGO

royale. Voilà pourquoi **l'UNAF (Union nationale de l'apiculture française)** a lancé le programme « L'Abeille, sentinelle de l'environnement » afin de sensibiliser le grand public (une charte d'engagement est à signer) et d'accompagner les collectivités dans l'introduction de ruches dans les villes.

DES ABEILLES ET DES VILLES

Car les abeilles se portent bien en ville, loin des pesticides, et y ont même une productivité trois fois supérieure à celle qu'elles ont à la campagne ! En ville, il existe en effet une flore diversifiée à butiner (contrairement aux monocultures des campagnes), les floraisons y sont plus régulières, les fleurs y sont toujours arrosées, il y a moins de vent, il fait plus doux, et les abeilles ont semble-t-il des moyens physiologiques pour filtrer la pollution urbaine. **Les abeilles trouvent donc un univers sain en ville** et butinent dans un rayon de 3 km sur plus de **225 000 fleurs chaque jour**. Voilà pourquoi des ruchers d'abeilles existent dans les agglomérations, sur les toits d'institutions publiques (comme l'Opéra de Paris, qui produit d'ailleurs un miel dont les Japonais raffolent...), dans les friches urbaines, les parcs (comme au jardin du Luxembourg, à Paris), chez les particuliers (jardins ou balcons), dans les écoles ou dans les entreprises. On compte **environ 300 ruches rien que dans la capitale...** Et les analyses des pollens et des miels ont confirmé que les produits étaient d'aussi bonne qualité que dans les zones rurales.

Les abeilles se portent bien en ville, loin des pesticides.

JE DEVIENS APICULTEUR

Alors maintenant, **à vous de créer votre ruche** ! L'apiculture n'a rien de sorcier, et participer à la sauvegarde des abeilles pour l'avenir de la planète n'empêche pas de devenir un apiculteur passionné et à l'écoute de la nature. Pour commencer, il faut se former (voir sur **Terre d'abeilles**), acquérir un minimum de matériel, trouver un emplacement (distance réglementaire de sécurité à respecter avec les habitations et la voie publique), déclarer sa ruche, se procurer un essaim, apprendre à connaître les abeilles et à s'en occuper. La clé de la réussite réside dans **le plaisir que vous procurera cette activité de plein air** et le bonheur de déguster... votre miel ! Enfin, les ruches étant de véritables microsociétés, il y a beaucoup à apprendre de leur observation.

Et si votre entreprise ou administration peut accueillir une ruche, faites appel à l'association **Hommes et abeilles,** dont le leitmotiv est : « Citadins, plantez une ruche, faites pousser des abeilles ! ».

www.abeillesentinelle.net | www.hommesetabeilles.fr | www.maisondesabeilles.fr | www.sauvonslesabeilles.com (Terre d'abeilles) | www.unaf-apiculture.info

#48 JE PRENDS UN CONGÉ DE SOLIDARITÉ INTERNATIONALE

Comment associer congés et solidarité dans l'entreprise ? Peu le savent, mais plusieurs formules sont disponibles pour aller **aider les plus démunis** plutôt que bronzer sur une plage en attendant que le temps passe. Et l'idée fait son chemin dans les entreprises…

LE CONGÉ DE SOLIDARITÉ INTERNATIONALE

Créé en février 1995, ce congé sans solde d'une période de quinze jours à six mois a pour objectif de permettre à un salarié (au moins douze mois d'ancienneté) de participer à une mission d'entraide à l'étranger. La liste des associations dont peut relever cette mission (Action contre la faim, ATD quart-monde, Handicap international, Médecins sans frontières, Care France, Reporters sans frontières, Aviation sans frontières…) est fixée par arrêté. Et les missions se situent la plupart du temps dans le cadre de **microprojets de développement**, incluant une formation avant le départ.

Aider les plus démunis plutôt que bronzer sur une plage en attendant que le temps passe.

Encadré par la loi, le statut de CSI offre certaines garanties, même s'il ne permet pas d'être rémunéré. Ainsi, à son retour, le salarié retrouve son précédent emploi (ou un emploi équivalent), et la durée du congé entre dans l'ancienneté. L'employeur peut néanmoins refuser le congé s'il estime que l'absence du salarié est préjudiciable à la bonne marche de l'entreprise. Enfin, l'entreprise, même si rien ne l'y oblige, peut soutenir financièrement le salarié, et ses frais font alors l'objet d'une réduction d'impôts.

LE CONGÉ DE SOLIDARITÉ VOLONTAIRE

Dans ce cas vous cumulez vos congés et RTT, et vous partez en tant que bénévole pour une mission humanitaire « clés en main » de courte durée (entre quinze jours et un mois et demi). La loi n'encadre pas ce statut, il relève donc de la libre négociation entre employeur et salariés, et les missions sont souvent **financées par l'employeur** (avec réduction d'impôts). Envie d'être utile sur le terrain autrement que par des dons, se former, ou découvrir la manière dont vivent les habitants des pays du Sud, les motivations des salariés sont multiples. Ce type de congé répond ainsi à un **besoin de se rendre utile** sur des projets humanitaires sans pour autant être experts logisticiens ou médicaux, ni s'engager sur des périodes trop longues.

Pour l'entreprise, cela peut être l'occasion d'exprimer sa responsabilité sociétale, d'améliorer son image, d'enrichir sa culture d'entreprise ou de renforcer la cohésion de son personnel autour du projet. Les associations **Planète urgence, France volontaires, La Guilde européenne du raid, Coup de pouce humanitaire** ou **Développement sans frontières** proposent ainsi des missions de congés solidaires, comprenant souvent des formations avant le départ.

Alors si vous souhaitez apporter une aide tout en prenant un peu de recul sur votre quotidien, et **vivre une réelle expérience de vie**, prenez un congé utile !

vosdroits.service-public.fr/F92.xhtml (informations sur le CSI) | www.planete-urgence.org | www.france-volontaires.org | www.la-guilde.org | www.cdepouce.com | www.developpementsansfrontieres.org

#49 JE FÊTE LE JOUR DE LA TERRE

« Nous n'héritons pas de la Terre de nos parents, nous l'empruntons à nos enfants », nous rappelait Antoine de Saint-Exupéry. Chaque année, le **22 Avril,** c'est l'occasion de passer à l'action avec le **jour de la Terre**. Cette journée *happening mondial* est célébrée par plus de **500 millions de personnes** dans 190 pays : c'est l'événement environnemental le plus important au monde. Le jour de la Terre fait résonner le message que **des citoyens de toute la planète souhaitent des actions fortes** contre les pollutions, pour le climat, et pour la biodiversité. « Chaque jour, on fait la guerre à la planète. La Terre demande un cessez-le-feu ! », nous interpellait l'édition 2010. Et nous, quels gestes ferons-nous pour la planète le 22 Avril prochain ?

« Chaque jour, on fait la guerre à la planète. La Terre demande un cessez-le-feu ! »

ET LA TERRE EUT SON JOUR

Le jour de la Terre est né le **22 Avril 1970** d'une idée du sénateur américain **Gaylord Nelson,** lequel avait été témoin l'année précédente de la marée noire de Santa Barbara en Californie. Inspiré du succès des mouvements pacifistes, il réalisa que, s'il sensibilisait le grand public aux enjeux environnementaux, il pourrait influer sur l'establishment politique. À la naissance du jour de la Terre, il écrivit : « C'était un pari mais cela a fonctionné. » C'était la naissance du **mouvement environnemental** tel qu'on le connaît aujourd'hui. Et cela mena à la création de l'Agence de protection de l'environnement des États-Unis (EPA) et à l'adoption de la loi *Clean air, clean water, and endangered species.* Dans les années qui suivirent, le jour de la Terre devint un événement planétaire et aida à préparer le terrain pour le **Sommet de la Terre** des Nations unies à Rio en 1992.

QU'EST-CE QUE JE PEUX FAIRE ?

Tous les habitants de la Terre et ses générations futures ont le droit à un environnement sain et durable. Le 22 Avril, c'est l'occasion de répondre à l'urgence en créant des **événements**

écofestifs de sensibilisation à l'état de la planète et en agissant dans son quotidien par des **gestes écocitoyens.** Concerts, conférences, expositions, projections de films, festivals, plantations d'arbres, journée sans voitures, organisation de marches, récoltes de fonds pour des projets écologiques, rallyes à vélo, opérations de recyclage, pétitions, programmes éducatifs dans les écoles... les idées ne manquent pas ! En France, les enfants ont par exemple été invités à former un arbre humain, et pour chaque enfant présent un arbre a été planté dans un pays menacé par la déforestation.

Sur le site international **Earth Day Network,** l'objectif est d'obtenir un milliard de gestes verts. Éducation, énergie, transports, développement durable, biodiversité, déchets, eau... allez-vous inscrire les vôtres ?

Une nouvelle fois, pensons global et agissons local...

www.earthday.org

#50 J'ÉCONOMISE L'EAU, SOURCE DE VIE

« Quand tu bois de l'eau, pense à la source », nous dit le proverbe. L'eau, **élément essentiel de la vie,** est aussi un symbole présent dans les coutumes et les rites des peuples du monde entier. Convaincues qu'une coopération mondiale est nécessaire, les Nations unies ont créé en 1992 la **journée mondiale de l'Eau.** Réduire de moitié le nombre des personnes qui n'ont pas accès à l'eau potable est ensuite devenu un des **Objectifs du millénaire pour le développement**. Enfin, le **droit à une eau potable,** salubre et propre a été reconnu en 2010 comme un « droit fondamental, essentiel au plein exercice du droit à la vie ». L'eau est donc sacrée, que faisons-nous pour l'économiser ?

DE L'EAU PROPRE POUR UN MONDE SAIN

Nous devons protéger les ressources en eau de la Terre. Chaque être humain a besoin de 20 à 50 litres d'eau propre chaque jour pour satisfaire ses besoins. Mais partout dans le monde, l'eau est gaspillée et souillée. Près de **18 % de la population n'a pas l'eau potable**, et chaque jour les maladies causées par l'eau polluée font 6 000 morts. Car la **contamination des sols** par les pesticides et les déjections de l'élevage, ainsi que les 2 millions de tonnes de détritus déversés chaque jour dans les cours d'eau, pose de graves problèmes de santé. Des problèmes qui augmentent avec le réchauffement climatique et la démographie galopante de la planète.

L'EAU EN FRANCE

Aujourd'hui, 99 % des Français ont de l'eau courante à domicile. Leur consommation moyenne en eau potable est de **150 litres par jour** et par habitant (soit 55 000 litres par an) : 39 % pour les sanitaires, 20 % pour les WC, 12 % pour le linge, 10 % pour la vaisselle, 18 % pour des utilisations diverses, et 1 % seulement pour la boisson ! La France bénéficie chaque année de 170 milliards de mètres cubes d'eau disponibles, dont 40 milliards sont prélevés (59 % centrales nucléaires et autres énergies, 18 % population, 12 % agriculture, 10 % industrie). Mais **les réserves d'eau douce s'épuisent** plus rapidement qu'elles ne se renouvellent, et l'eau potable ne respecte pas encore les **normes de qualité** sur tout le territoire…

Chaque être humain a besoin de 20 à 50 litres d'eau propre chaque jour.

J'ÉCONOMISE L'EAU

Aujourd'hui, l'eau, ressource la plus précieuse, est encore disponible, mais qu'en sera-t-il demain ? Donc, dès maintenant, économisons-là ! Pour notre santé (plastiques toxiques) et pour l'écologie (fabrication, transport, recyclage), privilégions **l'eau du robinet** à l'eau en bouteille. Utilisons un filtre de qualité afin de se protéger des nitrates, pesticides, métaux lourds, et autres médicaments pouvant être présents.

En matière d'économie, **chaque geste compte** : vérifier qu'il n'y a pas de fuite sur son installation, ne pas laisser couler l'eau inutilement, ne pas déverser de produits polluants dans les éviers, prendre des douches courtes plutôt que des bains, choisir un lave-linge et un lave-vaisselle économes, adapter des économiseurs d'eau sur les robinets et les chasses d'eau, récupérer les eaux de pluie, laver sa voiture avec un seau.

C'est quand le puits est sec que l'eau devient richesse, nous rappelle la sagesse populaire…

www.developpement-durable.gouv.fr | www.unwater.org

#51 JE M'INVESTIS DANS LES DROITS DE L'HOMME

Vraiment tous égaux devant les droits de l'homme ? Droits inaliénables et universels de tous les êtres humains, quels que soient leur nationalité, leur lieu de résidence, leur sexe, leur origine ethnique ou nationale, leur couleur, leur religion, ou leur langue, ils ont été proclamés dans la **Déclaration universelle des droits de l'homme** en 1948, dont voici l'article 1er : « Tous les êtres humains naissent libres et égaux en dignité et en droits. Ils sont doués de raison et de conscience et doivent agir les uns envers les autres dans un esprit de fraternité».

Vraiment tous égaux devant les droits de l'homme ?

«Continuons ensemble à faire le nécessaire pour que les générations futures aient une culture des droits de l'homme», déclarait Kofi Annan, l'ex-secrétaire général des Nations unies. Chaque année, le 10 décembre, les États sont donc invités à célébrer la **journée mondiale des Droits de l'homme.**

De nombreuses associations luttent pour que ces droits soient appliqués au quotidien ; nous pouvons les soutenir par des dons, en devenant bénévoles, en achetant dans leurs boutiques ou en signant des pétitions...

Amnesty International est une association indépendante, née en 1961 en Grande-Bretagne, qui mène des actions pour le respect d'autrui, pour l'intégrité physique et mentale, pour la liberté de conscience et d'expression, contre toute forme de discrimination. À travers pétitions, lettres ou manifestations, elle sensibilise le public aux violations des droits humains et milite pour la libération de prisonniers d'opinion, l'abolition de la peine de mort et de la torture. Chaque année, elle publie un rapport sur la situation des droits de l'homme dans le monde.

Reporters sans frontières œuvre au quotidien depuis 1985 pour la liberté de la presse. Elle défend les journalistes emprisonnés et persécutés, car, «sans une presse libre, aucun combat ne peut être entendu», et lutte pour faire reculer la censure. Chaque année, elle édite un beau livre – à se procurer de toute urgence ! – pour la liberté de la presse, dont David Burnett, Bettina Rheims ou Yann Arthus-Bertrand ont déjà signé les photos.

La **Ligue des droits de l'homme** est une organisation civique qui intervient pour la citoyenneté, les droits et les libertés. Née en 1898 en réponse à l'affaire Dreyfus, elle milite aujourd'hui pour les droits des femmes et l'égalité entre hommes et femmes, pour le droit de vote des résidents étrangers, contre l'homophobie, pour la laïcité, pour le respect de la présomption d'innocence, contre la peine de mort, et pour un développement durable fondé sur les droits de l'homme.

Human Rights Watch défend depuis 1988 les droits humains à partir de New York. Trafic d'armes, torture, génocides, mines antipersonnel, travail des enfants, trafic d'êtres humains, peine de mort, homophobie... elle est impliquée dans de nombreuses luttes au niveau international.

À noter enfin, en France, le **prix Tartuffe,** décerné chaque année par l'**Observatoire de la censure** à un écrivain victime de la censure, ou à un livre qui défend la liberté d'expression.

fr.rsf.org (Reporters sans frontières) | observatoiredelacensure.over-blog.com | www.amnesty.fr | www.fidh.org (Fédération internationale des ligues des droits de l'homme) | www.hrw.org/fr (Human Rights Watch) | www.ldh-france.org (Ligue des droits de l'homme)

DÉCLARATION UNIVERSELLE DES DROITS DE L'HOMME

Article 1er

Tous les êtres humains naissent libres et égaux en dignité et en droits. Ils sont doués de raison et de conscience et doivent agir les uns envers les autres dans un esprit de fraternité.

Article 3

Tout individu a droit à la vie, à la liberté et à la sûreté de sa personne.

Article 4

Nul ne sera tenu en esclavage ni en servitude ; l'esclavage et la traite des esclaves sont interdits sous toutes leurs formes.

Article 5

Nul ne sera soumis à la torture, ni à des peines ou traitements cruels, inhumains ou dégradants.

Article 9

Nul ne peut être arbitrairement arrêté, détenu ou exilé.

#52 JE REGARDE ET PARTAGE LES FILMS ENGAGÉS

« Le cinéma peut changer le monde ! », déclarait Isabelle Giordano, marraine 2010 du Festival international du film d'environnement. Et, sans aucun doute, le cinéma, plus que tout autre média, peut avoir un fort impact sur les mentalités, alors précipitons-nous sur les films écologiques et solidaires, et surtout partageons-les…

TOURNÉE DES FESTIVALS

Citons une nouvelle fois le **Festival international du film d'environnement** (Fife), organisé par le conseil régional d'Île-de-France sur les sujets de l'environnement, de la solidarité et du développement durable. Ambitieux, ce festival a, en 2010, présenté 141 films documentaires, fictions et courts-métrages, la plupart inédits, issus de 38 pays.

Le **Festival international du film écologique de Bourges**, entièrement gratuit, a quant à lui sélectionné 24 films traitant de l'écologie pour sa 6e édition.

Le **Festival international du film des droits de l'homme** (FIFDH), la manifestation culturelle dédiée aux droits de l'homme la plus importante en France, est organisé à Paris depuis 2003, et fait dorénavant partie du réseau mondial de festivals consacrés aux droits de l'homme, le **Human Rights Film Network.**

Notre époque n'informera jamais assez sur ses égarements…

Le festival **Alimenterre,** organisé par le Comité français pour la solidarité internationale (CFSI), projette et met en débat sur tout le territoire les questions cruciales liées à l'alimentation et à l'agriculture.

Enfin, citons **Cinéma du réel,** le Festival international de films documentaires, qui programme environ 200 films à chaque édition et est devenu depuis 1978 un rendez-vous de référence.

DES FILMS EN VERT

Quant aux films, force est de constater que le sujet écologique y devient de plus en plus présent. Nous retiendrons en fiction le pharaonique ***Avatar,*** de James Cameron, ***Wall-E,*** des studios Pixar, ***Le Jour d'après,*** de Roland Emmerich, ***Ponyo sur la falaise,*** de Miyazaki, ***La Belle Verte,*** de Coline Serreau, ***Erin Brockovitch, seule contre tous,*** avec Julia Roberts, ou, plus ancien, ***Soleil vert,*** de Richard Fleischer.

Le genre qui n'a vraiment eu de cesse d'explorer tous ces sujets reste cependant le documentaire, de plus en plus présent en salles. ***Home,*** de Yann Arthus-Bertrand, ***Une vérité***

qui dérange, avec Al Gore, ou ***Le Syndrome du Titanic,*** de Nicolas Hulot, ont ainsi été très médiatisés. Mais de nombreux autres films ont aussi abordé la beauté de la planète ou les dangers de l'activité humaine : ***Océans,*** de Jacques Perrin, ***Solutions locales pour désordre global,*** de Coline Serreau ; ***Nos enfants nous accuseront*** et ***Severn,*** de Jean-Paul Jaud ; ***La 11e Heure, le dernier virage,*** avec Leonardo DiCaprio ; ***Un jour sur Terre, Le Cauchemar de Darwin*** ; ***Nous resterons sur Terre*** ; ***We Feed the World*** ; ***Food, Inc.*** ; ***The Cove*** ; ***Super Size Me*** ; ***Les Seigneurs de la mer*** ; ***Arbres*** ; ***Notre pain quotidien*** ; ***Herbe*** ; ***Le Monde selon Monsanto*** ; ***Baraka*** ; ***Notre poison quotidien*** ; ***La Planète bleue…***

Alors espérons que cet essor du film écologique ou solidaire perdure, car notre époque n'informera jamais assez sur ses égarements…

www.cfsi.asso.fr | www.cinemadureel.org | www.festival-droitsdelhomme.org | www.festival-film-bourges.fr | www.humanrightsfilmnetwork.org | www.iledefrance.fr/festival-film-environnement

#53 JE M'INSTALLE À LA CAMPAGNE ET CRÉE UNE ACTIVITÉ ÉCOLO

« Les villes devraient être bâties à la campagne : l'air y est tellement plus pur ! », nous suggérait le dramaturge Henri Monnier. En effet, selon une étude BVA de 2007, plus de **8 millions de citadins désirent s'installer à la campagne** et, parmi ceux-ci, un sur deux souhaite s'y installer pendant sa vie active. En outre, selon le recensement, la majorité des communes rurales regagnent de la population. **Se mettre au vert** a donc la cote, que ce soit pour changer de vie, revitaliser un territoire, retrouver ses racines, avoir moins de stress ou trouver un cadre de vie plus sain qu'en zone urbaine. Ces citadins, on les nomme les « néoruraux », contribuent à réduire la surpopulation et la surpollution des villes. Alors, prêt à construire votre maison écologique à la campagne, à consommer autrement et à lancer une écoactivité durable ?

Plus de 8 millions de citadins désirent s'installer à la campagne.

PRÉPARER SON PROJET DE VIE

Si la création d'une activité attire, attention au manque de préparation quant à un changement de vie trop radical. Ceux qui souhaitent se lancer doivent trouver la meilleure adéquation entre leur projet de vie, leur projet professionnel et le territoire, et ce n'est pas si simple ! Certains ont trouvé un emploi local, d'autres font la navette entre la ville et la campagne, et les derniers lancent leur activité, sur place ou en télétravail. Car, à la campagne, on peut entreprendre. Et l'amélioration de l'accessibilité aux réseaux Internet haut débit permet à tous ceux qui exercent un métier *via* ces technologies de réaliser leur projet. D'ailleurs, c'est tout l'enjeu du **Collectif ville campagne,** association nationale au service de ceux qui désirent s'installer à la campagne, qui a lancé son site d'information **Installation-campagne.** Ou encore de la foire **Projets en campagne,** qui a lieu tous les deux ans à Limoges, et qui met en relation les porteurs de projets et les territoires de toute la France.

POUR Y FAIRE QUOI ?

Êtes-vous décidé pour un projet commercial, agricole, touristique, artisanal ou culturel ? Voici quelques exemples d'**implantations réussies** : fabricant de yourtes, spécialiste de matériaux en écoconstruction, agriculteur en maraîchage bio, libraire avec salon de thé, consultant en développement durable, chambre d'hôte écologique et patrimoniale, paysagiste, journaliste environnement, épicier bio, organisateur de séjours nature, conseil en énergies renouvelables, maître composteur, architecte en bâtiments écologiques, artiste peintre… Le magazine ***L'Esprit village,*** le seul magazine au cœur de la campagne qui valorise les territoires, les savoirs et savoir-faire, retrace ainsi ces parcours de citadins qui lancent des activités originales à la campagne. À noter également le livre de Christine Delbove, *Comment gagner sa vie à la campagne.* Car l'homme a fait la ville, mais Dieu a fait la campagne…

Envie de quitter la ville et de prendre un nouveau départ ?

www.installation-campagne.fr | www.projetsencampagne.com | www.village.tm.fr (magazine ***L'Esprit village***)

#54 JE SOUTIENS LA PROTECTION DES ANIMAUX

« Considérant que la Vie est une, tous les êtres vivants ayant une origine commune et s'étant différenciés au cours de l'évolution des espèces […],

« Considérant que le respect des animaux par l'homme est inséparable du respect des hommes entre eux,

« Tous les animaux ont des droits égaux à l'existence dans le cadre des équilibres biologiques […],

Toute vie animale a droit au respect. »

Ainsi débute la **Déclaration universelle des droits de l'animal,** proclamée solennellement en 1978 à l'Unesco. Si ce texte, qui n'a malheureusement pas de valeur juridique, était respecté dans son intégralité, la vie des animaux en serait bien modifiée…

DE L'ABANDON À L'ADOPTION

« On reconnaît le degré de civilisation d'un peuple à la manière dont il traite ses animaux », affirmait Gandhi. C'est une longue histoire commune qui nous lie par exemple aux animaux de compagnie. En France, **plus de un foyer sur deux possède au moins un animal**, ce qui représente 10 millions de chats, 8 millions de chiens, 3 millions d'oiseaux… et 36 millions de poissons en aquariums !

Les abandons lors des départs en vacances concernent 60 000 animaux chaque année.

Il n'empêche, les **abandons** lors des départs en vacances restent un souci permanent pour les associations de protection et concernent 60 000 animaux chaque année. Alors que l'on sait que relâcher un animal domestique dans la nature, c'est le condamner à mort. Pour ceux qui ont la chance d'être recueillis par un refuge de la **SPA,** une solution est l'**adoption.** Adopter un animal reste un acte sérieux et réfléchi, qui implique des devoirs et des contraintes. Mais dans ce cas c'est une nouvelle vie que vous offrez à un animal qui a peut-être déjà beaucoup souffert…

JE DEVIENS BÉNÉVOLE

Vous pouvez par ailleurs devenir bénévole dans un refuge, par exemple avec la **SPA** ou la **Fondation 30 millions d'amis,** qui manquent structurellement de bras. Un engagement qui permet de partager son amour des animaux avec d'autres personnes. Et qui permet de découvrir des animaux souvent marqués par la vie, mais qui vous rendront au centuple le temps que vous leur consacrerez.

DONNER À CEUX QUI AIDENT

Faire un don ou devenir adhérent est aussi un passage obligé pour soutenir la protection animale.

La **Fondation Brigitte Bardot** lutte contre toutes les formes de souffrance animale (captivité, combats, conditions d'élevage, commerce, chasse, fourrure, expérimentation animale).

La **Ligue pour la protection des oiseaux** (LPO), créée en 1912, présidée par Allain Bougrain Dubourg, forte de ses 45 000 membres et de ses 5 000 bénévoles, agit au quotidien pour la protection des oiseaux.

Le **WWF France** s'implique dans la biodiversité et la défense des espèces menacées, par exemple l'orang-outang et le tigre, et nous rappelle que une espèce sur mille disparaît chaque année, soit à un rythme mille fois supérieur au taux d'extinction naturel.

Peta (People for the Ethical Treatment of Animals), fondée en 1980 aux États-Unis, concentre ses efforts sur l'élevage industriel, l'expérimentation, la fourrure et les spectacles. Car « les animaux ne nous appartiennent pas, nous n'avons pas le droit d'en disposer, que ce soit pour notre alimentation, notre habillement, nos loisirs ou nos expériences scientifiques ». Avec plus de 1 million d'adhérents, Peta est aujourd'hui la plus grande organisation au monde œuvrant pour les droits des animaux.

Le **Fonds international pour la protection des animaux** (IFAW) est centré sur la protection des baleines, des éléphants et des phoques ainsi que la lutte contre le trafic d'animaux.

L'**Alliance anticorrida** lutte pour l'abolition de la corrida en France et la suppression des blessures et mutilations infligées aux animaux utilisés pour les spectacles taurins.

Quant à l'association **Sea Shepherd,** elle a été créée il y a trente ans par le capitaine Paul Watson. Grâce à ses efficaces campagnes au bout du monde en bateaux, Sea Shepherd œuvre pour sauver du massacre par les braconniers, loin des regards, les phoques, baleines, requins, et autres dauphins. Merci pour ce courage, capitaine...

JE SIGNE UNE PÉTITION

« Pour un nouveau statut juridique de l'animal », « pour des cirques sans animaux sauvages », « contre l'expérimentation animale », « contre le massacre des phoques »... Il est aussi possible d'apporter sa voix à une pétition pour faire avancer **la cause animale.**

JE PARRAINE UN ANIMAL

Enfin, il est devenu envisageable ces dernières années de parrainer un animal : parrainer un loup en semi-liberté avec **Les Loups du Gévaudan** (Lozère), parrainer un dauphin suivi par le **Réseau cétacés** afin de contribuer à stopper le massacre des dauphins des îles Féroé, au Danemark, ou encore parrainer et offrir une nouvelle vie à un chimpanzé ou à un ours que l'association **One Voice** a libéré du joug des humains.

N'oublions pas ce que nous rappelle Lamartine : « On n'a pas deux cœurs, l'un pour l'homme, l'autre pour l'animal... On a du cœur ou on n'en a pas. »

www.30millionsdamis.fr | www.allianceanticorrida.fr | www.fondationbrigittebardot.fr | www.ifaw.org | www.loupsdugevaudan.com | www.lpo.fr | www.one-voice.fr | www.petafrance.com | www.reseaucetaces.fr | www.seashepherd.fr | www.spa-france.asso.fr | www.wwf.fr

LE BRUIT
NE FAIT PAS DE BIEN,
ET LE BIEN
NE FAIT PAS DE BRUIT.

SAINT FRANÇOIS DE SALES

#55 J'ÉCHANGE MON SAVOIR ET TROQUE MES OBJETS

Dans de nombreuses économies anciennes, comme en Égypte, le **troc** était le seul mode d'échange, et, bien que la monnaie l'ait remplacé aujourd'hui, il n'a jamais totalement disparu. Actuellement, en France, les **systèmes d'échange** prennent une nouvelle ampleur et s'organisent, portant sur tous les éléments de la vie quotidienne – biens matériels, services ou savoirs –, et entretenant les solidarités de manière conviviale. Quand l'argent est rare et cher, autant s'en passer... Bienvenue dans le monde des échanges et du troc !

UN GRAIN DE SEL

Organisés en associations près de chez vous, les participants aux réseaux citoyens **SEL (systèmes d'échange locaux),** le plus souvent sans grands moyens financiers, échangent biens et services pour améliorer leur ordinaire. Reprenant un concept apparu outre-Atlantique, le premier SEL français a vu le jour en 1994 en Ariège. Ces groupes sont aujourd'hui plus de 500 sur tout le territoire, et tous sont différents. Marie donne des confitures à Jean, lequel l'initie à Internet et garde aussi les enfants de Caroline et de Francis... Tout commence par la création d'une **monnaie fictive** et autonome choisie par la communauté (grains, noix, bouchons, sourires), exit l'euro donc, et se prolonge grâce à des comptes à la **Banque du SEL.** Pas tout à fait du troc, puisque les échanges sont multilatéraux. Et ce grand groupe d'entraide est l'occasion d'envisager autrement le travail, l'argent, l'utilité aux autres, les relations sociales... tout en contribuant à un monde plus équitable et humain.

Chacun d'entre nous possède un savoir ou une expérience qui peut intéresser l'autre.

MON SAVOIR VOUS INTÉRESSE ?

Chacun d'entre nous possède un savoir ou une expérience qui peut intéresser l'autre, lequel en échange peut transmettre le sien. Il n'y a pas de petit ou de grand savoir, et nous pouvons tous apprendre et transmettre. Pourquoi alors ne pas en faire profiter les amis, l'entourage, les personnes isolées ? C'est le principe des **Réseaux d'échanges réciproques de savoirs** (RERS), créés en 1971 en France, et qui fonctionnent maintenant sur plus de 700 réseaux. Par ces échanges, sans rapport d'argent ou de service, la seule valeur circulant étant le savoir, chacun est valorisé et peut se rendre utile aux autres.

SYSTÈME T, COMME TROC

Au-delà des expériences organisées, le troc est aussi un acte spontané et ponctuel. En témoignent les soirées friperies « **troc party** » entre copines (échanges de vêtements, sacs, ceintures, bijoux…), qui se multiplient, ambiance conviviale assurée. Quant aux **magasins spécialisés** – La Trocante, Troc de l'île, et autres Cash Converters –, ils attirent une clientèle sans cesse croissante. À noter aussi les **Troc aux plantes,** ces manifestations autour du jardin qui permettent à tous d'échanger des végétaux. Et les nombreux sites d'échange de biens en tous genres, généralistes ou spécialisés, sur **Internet.**

À noter enfin le site **Zilok,** concept proche de l'échange puisque l'on se prête des objets entre particuliers, mais moyennant des frais de location.

fr.zilok.com | www.mirers.org (Mouvement des réseaux d'échanges réciproques de savoirs) | www.selidaire.org | www.troc-aux-plantes.com

#56 J'ADHÈRE AU MOUVEMENT SLOW FOOD

Manger moins pour **manger mieux** ? Telle est la devise du mouvement international **Slow Food,** fondé dans les années 1980 dans le Piémont, en Italie, par **Carlo Petrini,** en réaction à la consommation fast-food, l'industrialisation et la standardisation du goût. Et son emblème est… l'escargot.

JE MANGE, DONC JE SLOW

Le Slow Food, rassemblement d'**écogastronomes,** prône le retour aux plaisirs de la bonne chère et à la lenteur, et cherche à redécouvrir puis préserver la **cuisine régionale de qualité** tout en suivant trois principes : le bon (le goût), le propre (respectueux de la biodiversité et de l'environnement) et le juste (la justice sociale pour les agriculteurs). Comme le précise Carlo Petrini, « le plus grand problème est la perte de valeur symbolique des aliments, ils sont devenus des commodités, des biens de consommation courante sans âme ». Association internationale à but non lucratif, reconnue par l'Organisation des Nations unies pour l'alimentation et l'agriculture (FAO), Slow Food exerce maintenant son influence dans une centaine de pays, et compte près de **100 000 adhérents** pour 1 000 groupes locaux, appelés **conviviums** (*convivium* est un mot latin qui signifie « festin, banquet »).

« Le plus grand problème est la perte de valeur symbolique des aliments. »

Slow Food France a été créée en 2003 au pays des AOC, des 400 fromages et de la semaine du Goût... et compte maintenant une cinquantaine de conviviums, au sein desquels près de 2000 adhérents se rencontrent, mènent des campagnes pour protéger les produits alimentaires traditionnels, organisent des dégustations, incitent les chefs à utiliser des produits locaux, aident les producteurs-artisans et les sélectionnent pour des événements (comme le **Salon du goût à Turin**), organisent des visites chez des producteurs, proposent les spécialités qui méritent d'être sauvegardées, organisent des salons, et aident à l'éducation au goût dans les écoles.

DES PROJETS MULTIPLES

Depuis 1996, tout comme l'Unesco classe des sites prestigieux au patrimoine mondial de l'humanité, Slow Food recense dans l'annuaire international ***L'Arche du goût*** les produits régionaux de qualité (spécialités culinaires, races animales, fruits, légumes, vins, alcools...), notamment pour les préserver d'une disparition prématurée. En 2004, le mouvement Slow Food a créé la première **université des sciences de la gastronomie** en Europe. En parallèle, le réseau international **Terra Madre** a été lancé pour rassembler les communautés de la nourriture dans 160 pays qui œuvrent pour une alimentation locale, écologique et respectueuse des savoirs transmis. Et le mouvement s'étend à travers le label **Citta Slow,** décerné à des communes remplissant des critères de qualité de vie (1re ville en France : Segonzac).

Petit à petit, Slow Food nous aide à mener notre **révolution de vie et alimentaire...**

www.cittaslow.org | www.slowfood.com | www.slowfood.fr | www.terramadre.info

#57 JE TRANSMETS MON SAVOIR-FAIRE AUX PLUS JEUNES

Ce que l'on reçoit, à notre tour il s'agit de le transmettre aux plus jeunes... pour que chaque génération prenne le meilleur de la génération précédente. Un certain nombre d'associations tentent de mettre ces principes en action, voici quelques-unes de leurs initiatives remarquables.

L'Outil en main. Avec cette association créée en 1994, des milliers d'enfants entre 9 et 14 ans sont initiés en atelier dans toute la France aux pratiques manuelles ancestrales de l'artisanat – ébénisterie, métallerie, tapisserie, reliure, sellerie... – à raison d'un après-midi par semaine. Les professionnels, artisans ou ouvriers qualifiés, sont bénévoles, en général

retraités, et s'investissent pour que leurs métiers ne se perdent pas ou soient mieux valorisés. « Apprendre avec un retraité passionné, qui vous parle de son métier avec de la lumière dans les yeux, c'est très motivant », confie un ancien élève.

Actenses. Créée en 2006, l'association s'est donné pour objectif la mise en place de parrainages individualisés entre des lycéens – suivis de la seconde à la terminale – et des professionnels. Destinés à aider les jeunes à trouver leur place dans la société, ces parrainages permettent de les accompagner dans leur projet professionnel et de leur donner des outils pour réussir. Déjà 23 lycées de région parisienne et de province, principalement en ZEP afin de contribuer à l'égalité des chances, sont concernés.

Pour que chaque génération prenne le meilleur de la génération précédente.

Egee. Association de bénévolat économique avec une finalité sociale dénommée « entente des générations pour l'emploi et l'entreprise », elle compte plus de 2000 conseillers bénévoles répartis dans toute la France. Son objectif depuis sa création il y a une trentaine d'années : partager bénévolement avec les plus jeunes l'expérience des seniors. Ainsi, cadres supérieurs et anciens dirigeants d'entreprises profitent-ils de leur retraite pour donner des conseils aux créateurs d'entreprises, aux demandeurs d'emplois mais aussi aux étudiants, aux responsables de petites structures en difficulté, et même aux lycéens. Les conseillers Egee aident notamment les jeunes à démarrer leur vie professionnelle : entretiens d'embauche, rédaction de CV et de lettres de motivation.

100000 entrepreneurs. Association fondée en 2006, elle se donne comme mission de transmettre la « culture d'entreprendre » aux jeunes de 13 à 25 ans. « À l'âge où les premières interrogations professionnelles apparaissent, il s'agit de semer dans la tête des jeunes générations l'idée qu'entreprendre peut être une source d'opportunités et d'épanouissement », précise Philippe Hayat, son fondateur. Ainsi les entrepreneurs racontent-ils de manière bénévole leur aventure dans les établissements scolaires avec l'idée d'éveiller chez les élèves l'envie de prendre leur vie en main par le travail.

« Mieux vaut transmettre un art à son fils que de lui léguer mille pièces d'or », nous rappelle à juste titre la tradition chinoise…

www.100000entrepreneurs.com | www.actenses.org | www.egee.asso.fr | www.loutilenmain.asso.fr

#58 JE PLACE MON ARGENT DANS LA FINANCE SOLIDAIRE

Comment mettre son épargne au service d'**un développement qui profite à tous** ? En France, la part des revenus non consommée et consacrée à l'épargne représente 15 %. Comptes courants, comptes de dépôt à terme, livrets d'épargne, assurances vie, placements en bourse... nos placements peuvent, malgré nous, nous rendre responsables de dégâts environnementaux et sociaux, comme le montre le documentaire ***Moi, la finance et le développement durable.*** Or, grâce à son argent, l'épargnant a le pouvoir d'agir sur la société. Alors que nous réserve notre épargne ? Et sommes-nous prêts pour la finance solidaire ?

Nos placements peuvent nous rendre responsables de dégâts environnementaux et sociaux.

L'ÉPARGNE DE MA BANQUE

Où va notre argent ? Pas toujours possible de le savoir... L'association **Les Amis de la Terre** tente d'y voir clair à travers son site **Finance responsable** et ses deux guides environnement *Comment choisir notre épargne ?* et *Comment choisir ma banque ?*. Certains montants de livrets sont investis en logements sociaux et en prêts écologiques, mais la majorité des placements semblent liés à des PME ou multinationales dont les pratiques sociales et environnementales sont plus que douteuses... Signalons par ailleurs le calculateur **Épargne climat,** permettant de mesurer l'empreinte carbone, et donc l'impact sur le climat, de notre épargne.

L'ÉPARGNE SOLIDAIRE

Faire fructifier son épargne en finançant des activités utiles à la lutte contre l'exclusion, à la cohésion sociale et au développement durable, c'est possible grâce à la **finance solidaire**. En 2009, elle a représenté 2,4 milliards d'euros et aurait permis de créer 26 000 emplois, de loger 2 000 familles, et de préserver des milliers d'hectares de terre... **Finansol,** qui fédère les financeurs solidaires, organise d'ailleurs chaque année en novembre la **semaine de la Finance solidaire.**

Avec le **partage,** une partie des gains est reversée à des associations de solidarité (par exemple avec le livret **Agir** du **Crédit coopératif**).

Les **fonds solidaires,** eux, sont des placements boursiers qui consacrent 5 à 10 % de leurs en-cours à des financements solidaires. Ces centaines de **fonds ISR** (investissement socialement responsable), qui gèrent dorénavant plus de 1 milliard d'euros, sont présentés sur le site **Novethic,** certains bénéficiant du **label ISR Novethic.**

L'INVESTISSEMENT SOLIDAIRE

Sans doute la seule véritable solution pour un investissement transparent et le financement d'activités socialement utiles et écologiques, l'investissement solidaire direct consiste-t-il à acheter des parts sociales d'entreprises solidaires. Par exemple avec **Habitat et humanisme** (acquisition de logements pour les exclus), **Garrigue** (coopérative de capital-risque éthique), **Terre de liens** (foncière pour agriculteurs biologiques) ou **La Nef** (organisme de prêts éthiques). L'ensemble des outils de finance solidaire sont répertoriés dans le guide *Les Placements solidaires,* édité par **Alternatives économiques**, ou sur le site de **Finansol.**

www.alternatives-economiques.fr | www.credit-cooperatif.coop | www.epargneclimat.fr | www.financedurable-lefilm.com | www.financeresponsable.org | www.finansol.org | www.finansol.org/blog | www.garrigue.net | www.habitat-humanisme.org | www.lanef.com | www.novethic.fr | www.terredeliens.org

#59 JE PASSE DES LIVRES PAR LE BOOKCROSSING

Partagez vos idées et vos émotions en libérant des livres ! Si les livres nous font souvent voyager, il est maintenant temps de les inviter à faire, eux-mêmes, un beau voyage… Avec le site **BookCrossing,** c'est possible.

LES LIVRES AUSSI VOYAGENT…

Lancée en Avril 2001 par un Américain, cette belle idée de **livre voyageur** consiste à attraper un (bon) livre dans sa bibliothèque personnelle en acceptant de l'abandonner, lui coller une étiquette contenant un identifiant unique, puis le libérer dans un lieu public, sur un banc, une terrasse de café, un trottoir, un hall, une gare… La personne qui trouvera le livre l'identifiera sur le site Internet afin d'informer la communauté qu'il a été trouvé et à quel endroit, il le lira peut-être, fera un commentaire, puis le remettra en circulation à son tour. Ce service vous offre donc un moyen simple de partager vos livres avec le monde entier, et de suivre leur trace à jamais.

Un moyen simple de partager vos livres avec le monde entier, et de suivre leur trace à jamais.

La lecture est un plaisir solitaire, mais « à quoi servent les livres s'ils ne ramènent pas vers la vie ? », nous questionnait Henry Miller. Le BookCrossing, **grand club de lecture** traversant le temps et l'espace, permet à des passionnés de livres qui ont été touchés par des lectures de partager leurs émotions avec d'autres, de se rencontrer, d'échanger, et tout cela de manière gratuite et universelle.

« Notre communauté change le monde et touche des vies un livre à la fois. » Ce phénomène qui transforme la planète en une gigantesque bibliothèque ne connaissant aucune limite géographique rassemble plus de 900 000 bookcrossers, et près de **7 millions de livres** voyageant à travers 132 pays…

LÂCHERS DE LIVRES !

Même si la France ne représente que 4 % des **passeurs de livres,** elle reste active à travers ses événements locaux, comme ses « MégaBookCrossing », grand lâchage de livres en groupe dans un endroit déterminé, ou ses « BancALivres », où des bancs sont totalement recouverts de livres à relâcher. Ou encore ses **lâchers thématiques**, originaux et ludiques, où l'on a pu voir *Le Hussard sur le toit,* de Jean Giono, lâché sur le toit d'un abribus, *Rendez-vous à Bagdad,* d'Agatha Christie, devant l'ambassade des États-Unis, *La Lettre volée,* d'Edgar Allan Poe, sur le pèse-lettres d'une Poste, *Le Livre du voyage,* de Bernard Werber, dans un train, ou *Touchez pas au grisbi,* d'Albert Simonin, sur un distributeur de billets ! Chaque lâcher de livres devient ainsi une aventure.

Enfin, il existe un projet français de BookCrossing : **Voguent les histoires,** ainsi que des **Bookrings** (en anglais), concepts dérivés du BookCrossing permettant de faire circuler des livres entre des lecteurs s'inscrivant sur une liste.

Chacune de nos lectures peut maintenant s'envoler vers des lecteurs inconnus…

bookcrossingfrance.apinc.org | www.bookcrossing.com | www.voguentleshistoires.com

#60 JE SOUTIENS LA SANTÉ ET LA RECHERCHE MÉDICALE

Qui est en bonne santé est riche sans le savoir ! Grâce aux connaissances sur les virus et à l'hygiène, les maladies infectieuses ont, dans nos pays, fortement régressé. Mais dans le même temps les **maladies « sociétales »** (cancer, diabète, maladies cardio-vasculaires, alzheimer…) ont fait un bond spectaculaire. Ainsi, actuellement, 30 % des décès en France sont-ils dus aux cancers, et 28 % aux maladies cardio-vasculaires… Une modification préventive de nos styles de vie (alimentation, tabac, alcool, exercice physique, psychologie) et une diminution des **pollutions environnementales** (eau, air, aliments…), comme il est par exemple détaillé dans le livre *Anticancer* de David Servan-Schreiber, pourraient faire diminuer ces chiffres de manière significative. En attendant, il nous faut éclaircir les causes

CELUI QUI DÉPLACE UNE MONTAGNE COMMENCE PAR DÉPLACER DE PETITES PIERRES.

CONFUCIUS

de ces maladies et trouver, à travers la recherche, des solutions de guérison. Avec les dons aux associations, la recherche médicale trouve son ballon d'oxygène...

DE PASTEUR AU TÉLÉTHON

Fondation privée, l'**Institut Pasteur** contribue depuis 1888 à la prévention et au traitement des maladies, en priorité infectieuses, par la recherche et des actions de santé publique. La **Fondation pour la recherche médicale** soutient la recherche médicale dans son ensemble, et finance chaque année, avec 450 000 donateurs, les projets de 750 chercheurs. La **Ligue nationale contre le cancer,** créée en 1918, a pour mission la prévention et le dépistage des cancers, l'action pour les malades, et le soutien financier à la recherche. L'**AFM (Association française contre les myopathies)** s'attaque aux maladies neuromusculaires à travers le **Téléthon** (90 millions d'euros de dons chaque année). **France Alzheimer,** forte de 150 000 adhérents, accompagne les malades et contribue à la recherche. Enfin, l'**Alliance maladies rares** rassemble 200 associations de malades, représente 2 000 pathologies rares pour 2 millions de malades, et contribue à promouvoir la recherche.

Actuellement, 30 % des décès en France sont dus aux cancers.

L'ALLIANCE DES PATIENTS

Certains enjeux sont encore en cours en France et méritent que l'on s'y attarde... La toute nouvelle **Alliance pour la santé** cherche à soutenir les patients et les praticiens dans le cadre d'une vraie politique de santé intégrant la prévention et les médecines non conventionnelles. Les **Aviam (Associations d'aide aux victimes d'accidents médicaux)** se battent contre les 400 000 accidents nosocomiaux annuels, qui font 18 000 morts. L'**AAAVAM (Association d'aide aux victimes des accidents de médicaments)**, créée en 1992, lutte contre la consommation de médicaments dangereux. L'**ADMD (Association pour le droit de mourir dans la dignité)** prône le droit « d'avoir une fin de vie conforme à ses conceptions personnelles de dignité et de liberté » et entend obtenir une loi légalisant l'euthanasie. Enfin, la **LNPLV (Ligue nationale pour la liberté des vaccinations)** est engagée dans la liberté vaccinale pour tous.

Comme disait Pierre Dac, « mourir en bonne santé, c'est le vœu le plus cher de tout bon vivant bien portant » !

www.aaavam.eu | www.admd.net | www.afm-telethon.fr | www.alliance-maladies-rares.org | www.alliance-pour-la-sante.com | www.aviamfrance.org | www.francealzheimer.org | www.frm.org (Fondation pour la recherche médicale) | www.infovaccin.fr (site de la LNPLV) | www.ligue-cancer.net | www.pasteur.fr

#61 JE PARTICIPE À UN ÉVÉNEMENT ÉCOLOGIQUE OU SOLIDAIRE

La nature, l'écologie, les styles de vie sains, la solidarité peuvent se vivre à la rencontre de l'autre grâce à une multitude d'événements en France. Partons à la découverte de cet **agenda thématique** (voir aussi Mon agenda engagé, p. 185) et, en simple visiteur ou en bénévole, emmenons les amis, et participons !

NATURE

Pour vivre un moment privilégié au cœur des sites naturels grâce à 3000 manifestations, en mai c'est la **fête de la Nature.** Le ministère de la Culture, lui, nous propose en juin les **Rendez-vous aux jardins,** avec l'ouverture à la visite de 2000 jardins. Même les oiseaux de nuit sont à l'honneur avec la **nuit de la Chouette,** en mars, et ses 300 sorties nocturnes. Et si une toile nature vous tente, en octobre se tient le **Festival international du film ornithologique** de Ménigoute (Deux-Sèvres).

La nature, l'écologie, les styles de vie sains, la solidarité peuvent se vivre à la rencontre de l'autre.

SOLIDARITÉS

Chaque année en juin **Solidays,** grand festival solidaire pour la lutte contre le sida, organisé par **Solidarité sida,** rassemble plus de 150 artistes pour 160000 visiteurs. Le mouvement gay et lesbien organise le même mois les marches festives **Gay Pride** contre les discriminations, impliquant 400 associations dans 15 villes de France. Le **Salon des solidarités** se tient en juin également et rassemble 200 exposants issus de la solidarité internationale. Côté voile, la première transat **Solidaire du chocolat** entre les Pays de la Loire et le Yucatan a eu lieu en 2009 au profit d'associations. Enfin, pas de quartier pour les inégalités, la **fête des Solidarités locales** se tient en Avril-mai dans 40 villes en France.

STYLE DE VIE

Début juin, les acteurs de l'agriculture biologique se mobilisent pour le **Printemps bio.** Ceux du commerce équitable cherchent en mai à sensibiliser avec la **quinzaine du Commerce équitable** et avec la **Fairpride**, le carnaval éthique et solidaire de Paris. C'est en octobre que la **semaine du Goût** titille nos papilles avec des ateliers, des leçons et des tables du goût. Pour les végétariens, c'est en novembre avec le **Paris Vegan Day,** 100 % végétal, écologique, éthique et sain. Le **Festival du livre et de la presse d'écologie** se tient en octobre. Et, toute l'année, retrouvez l'ensemble des produits et services de la vie bio et naturelle sur les salons **Marjolaine, Vivre autrement, Naturally** et **Vivez nature** ; des médecines douces et du bien-être sur les salons **Zen** et **Bien-Être** ; ou de l'habitat écologique sur les salons **Bâtir écologique** et **Ecobat.**

PLANÈTE

Le ministère de l'Écologie organise en Avril la **semaine du Développement durable** afin d'inciter chacun à adopter des comportements plus responsables. Le même mois se tient le salon **Planète durable** pour donner de la visibilité aux entreprises responsables. Le salon **Planète mode d'emploi**, lui, cherche en décembre à nous expliquer les enjeux de la planète. L'**Université de la Terre** propose à l'Unesco son forum de débats sur l'environnement. Et, parce que la Terre a besoin de nous, le **Festival mondial de la Terre** se déroule en juin dans 10 villes et 15 pays pour le respect de la planète et les solidarités entre les peuples.

www.batirecologique.com | www.chouette.parcs-naturels-regionaux.fr | www.fairpride.fr | www.festivaldelaterre.org | www.festival-livre-presse-ecologie.org | www.fetedelanature.com | www.fetedessolidarites.org | www.gaypride.fr | www.lasolidaireduchocolat.com | www.legout.com | www.menigoute-festival.org | www.parisveganday.fr | www.planete-durable.com | www.planetemodedemploi.fr | www.printempsbio.com | www.quinzaine-commerce-equitable.fr | www.rendezvousauxjardins.culture.fr | www.salondessolidarites.org | www.salon-ecobat.com | www.salon-marjolaine.com | www.salon-medecinedouce.com | www.salon-vivreautrement.com | www.salon-zen.fr | www.semainedudeveloppementdurable.gouv.fr | www.solidays.org | www.universitedelaterre.com | www.vivez-nature.com

#62 JE FAIS UN DON À UNE ASSOCIATION

Donnons, donnons, il en restera toujours quelque chose ! Les Français donnent chaque année entre 1,8 (selon l'administration fiscale) et **3 milliards d'euros** (étude **Recherches et solidarités**) à des associations caritatives. Un montant néanmoins insuffisant face aux besoins… Ce serait en effet quatre fois moins qu'au Royaume-Uni ou onze fois moins qu'aux États-Unis ! Au palmarès des associations qui reçoivent le plus : Téléthon, Secours catholique, Restos du cœur, Médecins sans frontières, et Croix-Rouge. Près de 60 % des montants déclarés émanent de donateurs ayant au moins 60 ans, 3 % seulement de la collecte se fait sur Internet, et la première motivation pour le don reste la **compassion…**

COMMENT ÇA MARCHE ?

Conscient du caractère vital des missions d'intérêt général des associations, l'État encourage la générosité. Ainsi, à l'heure actuelle, lorsqu'un particulier fait un **don,** il peut **déduire de son impôt** sur le revenu 66 % du montant des dons effectués dans la limite de 20 % de son revenu imposable (report possible sur les cinq années suivantes), ou 75 % pour les soins de première nécessité. Pour les pouvoirs publics, cela correspond à un manque à gagner de 900 millions d'euros chaque année.

Quant au **legs,** il s'agit de laisser à son décès des biens ou une somme d'argent à une association. Il faut alors le prévoir dans son testament. À noter enfin la possibilité de désigner une association reconnue d'utilité publique comme bénéficiaire d'un contrat d'**assurance vie,** ou de **renoncer à certains revenus,** des droits d'auteur par exemple.

Donnons, donnons, il en restera toujours quelque chose !

Avec les dons, une opportunité s'ouvre pour chacun de choisir l'affectation de son impôt, plutôt que de laisser l'État en décider.

CHOISIR À QUI DONNER

Le comparateur d'associations **À qui donner** propose une sélection d'organisations suivant des critères d'action (éducation, droits de l'homme…), de cible (enfants, personnes âgées…) ou de lieu, puis permet de calculer sa réduction d'impôt, et de cliquer vers le site de l'association afin d'effectuer son don. Le site d'information **Infodon** est, lui, issu du syndicat professionnel **France générosités** mais ne regroupe que ses 73 organisations membres. Par ailleurs, l'entreprise sociale **Microdon,** pour « Donner un peu, mais plus souvent », propose deux initiatives de collecte originales : la **carte microDON,** permettant à chacun d'effectuer un don en même temps qu'il fait ses courses, et **l'arrondi,** un système de microdons sur des feuilles de paie, factures et relevés bancaires. Par ailleurs, les **microdons par SMS** se mettent en place, comme « 1 SMS pour l'Asie », lancé par les opérateurs pour venir en aide aux sinistrés du tsunami en Asie et ayant permis de collecter 3,5 millions d'euros.

Alors, qu'allez-vous donner aujourd'hui ?

www.aquidonner.com | www.francegenerosites.org | www.infodon.fr | www.microdon.org | www.recherches-solidarites.org

#63 JE SUIS ÉCORESPONSABLE AU BUREAU

Nous le savons, il nous faut optimiser notre production et notre consommation car, si le monde entier consommait comme un Européen, il faudrait à l'humanité les ressources de 3 planètes pour vivre… Et cela passe aussi par le bureau. Chaque jour nous avons en effet l'opportunité d'agir pour lutter contre le changement climatique, ne pas gaspiller, ou mieux utiliser les ressources naturelles. Alors adoptons au bureau un **état d'esprit écologique,** aidons à créer une commission **développement durable,** et engageons-nous sur des **gestes simples...**

OPTIMISER L'UTILISATION DU PAPIER

Le papier représente les trois quarts des déchets produits dans les activités de bureau.

Le papier représente les trois quarts des déchets produits dans les activités de bureau. Or, pour produire 1 tonne de papier, il faut en moyenne 2 tonnes de bois, et l'industrie papetière compte parmi les 5 activités économiques consommant le plus d'énergie. Les solutions ? Toujours se demander si l'impression est vraiment nécessaire, privilégier la diffusion numérique d'un document, imprimer en recto-verso ou en mode brouillon, réutiliser comme brouillons les feuilles déjà imprimées, économiser l'encre en utilisant la police écologique **Ecofont,** acheter du papier recyclé.

ÉCONOMISER L'ÉLECTRICITÉ

L'électricité française est produite à partir d'uranium, de gaz, de pétrole ou de charbon, les énergies renouvelables ne représentant que 14 % du total. Nous pouvons éviter 50 % de notre consommation par **des équipements performants et un usage économe**. Que faire ? Dès que possible éteindre son ordinateur (de préférence avec le label européen d'efficacité énergétique **Energy Star**), ou utiliser le mode veille (mais attention ce mode utilise encore 30 % d'électricité). Choisir des ampoules basse consommation (elles consomment 5 fois moins d'électricité), ne pas allumer si la lumière naturelle est présente, éteindre ses éclairages et son matériel de bureautique dès que l'on s'absente.

BIEN GÉRER LA TEMPÉRATURE

Le chauffage et la climatisation – issus de ressources non renouvelables – sont le premier poste de consommation d'énergie des bâtiments. Alors, en été, pour éviter la climatisation, bien ventiler les pièces aux heures fraîches et maintenir fermés stores et fenêtres pendant la journée. En hiver, si je dispose d'un chauffage à thermostat, je le règle sur 18 °C (1 °C de moins représente une diminution de 7 % de consommation énergétique...). Toute l'année, par ailleurs, j'aère régulièrement mon bureau en ouvrant les fenêtres et je baisse le thermostat pendant les week-ends.

LE PEU
QU'ON PEUT FAIRE,
LE TRÈS PEU
QU'ON PEUT FAIRE,
IL FAUT LE FAIRE.

THÉODORE MONOD

RECYCLER LES DÉCHETS

Équiper son bureau de poubelles différenciées, former et inciter les personnes à appliquer le tri au quotidien. Le papier, le carton, les bouteilles en plastique et en verre peuvent être recyclés par ces poubelles. Cartouches d'encre, téléphones portables, câbles d'alimentation ou ordinateurs peuvent par ailleurs être donnés à l'association **Recyclage solidaire.**

ACHETER ÉCOLOGIQUE

Produits équitables, biodégradables, recyclés, écologiques... pour l'ensemble des achats de bureau (consommables, mobiliers, accessoires), nous pouvons réduire notre impact sur l'environnement, par exemple avec les fournisseurs **Ecoburo** ou **Un bureau sur la Terre.** Au niveau des services aussi il est possible de sélectionner des prestataires engagés dans le développement durable. Ainsi pour les coursiers, avec par exemple **Urban Cycle** et **La Petite Reine** (vélo) ou **Lungta** (scooters électriques) en région parisienne.

OPTIMISER SES TRANSPORTS

Les **trajets domicile-travail** représentent 30 % de l'usage des transports routiers, et les transports représentent à eux seuls 57 % de la consommation mondiale de pétrole. Je viens au bureau à pied, à vélo, en covoiturage ou en transports en commun si c'est possible, sinon j'adopte l'écoconduite. Je privilégie les réunions téléphoniques, les vidéoconférences ou des lieux de réunion qui limitent les déplacements de chacun, je préfère le train à l'avion pour les autres déplacements, et j'expérimente le télétravail.

PLANTES AU BUREAU

En Europe, l'atmosphère des bureaux n'est pas satisfaisante dans un tiers des locaux administratifs, entraînant un absentéisme élevé. L'installation de plantes vertes est bénéfique. En effet, elles dégagent de l'humidité dans l'air (dans de nombreux espaces de travail, il règne un air trop sec), elles absorbent la chaleur et le bruit, et elles sont aussi capables d'assimiler des substances nuisibles et de les décomposer. Informations disponibles sur le site de la campagne européenne **Plantes et bien-être.**

DONS EN NATURE

Si votre entreprise possède des stocks d'invendus à jeter (400 millions d'euros en France chaque année...), contactez l'**Agence du don en nature** qui organise la collecte pour les plus démunis.

Et afin d'aider à sensibiliser l'ensemble des collaborateurs, l'**Ademe** (Agence de l'environnement et de la maîtrise de l'énergie) a édité un ***Guide du bureau écoresponsable,*** pendant que l'entreprise Sysope a créé le jeu interactif ***Greenlife Office*** pour faciliter l'adoption d'écogestes.

www.adnfrance.org (Agence du don en nature) | www.bureau-ecoresponsable.com | greenlife.sysope.fr | www.ecofont.com/fr | www.recyclagesolidaire.org | www.ecoburo.fr | www.unbureausurlaterre.com | www.eu-energystar.org/fr | www.urbancycle.fr | www.lapetitereine.com | www.lecoursierecolo.fr (Lungta) | www.healthygreenatwork.org (Plantes et bien-être)

#64 JE DEVIENS FAMILLE D'ACCUEIL POUR DES ENFANTS DÉFAVORISÉS

Chaque année en France, 65 000 enfants sont placés – dans 90 % des cas sur décision de justice – dans **48 000 familles d'accueil agréées**, ce mode d'accueil représentant 55 % des placements de mineurs. Mais plusieurs réalités de « familles d'accueil » existent…

UNE PROFESSION À PART ENTIÈRE

Recueillir chez soi un enfant placé dans le cadre de la protection de l'enfance suppose un engagement fort. C'est dorénavant un véritable métier encadré par la loi, celui d'**assistant familial.** Celui-ci forme avec son foyer une famille d'accueil et s'engage à accueillir des enfants chez lui contre rémunération et à garantir leur bien-être. Pour devenir assistant familial, il s'agit d'obtenir un agrément des services départementaux et d'effectuer une formation. À l'accueil classique d'un enfant sur le long terme s'ajoutent l'accueil d'urgence et l'accueil d'une jeune fille mineure avec enfant. Informations et annonces disponibles sur le site **Famidac.**

Chaque année en France, 65 000 enfants sont placés.

DU BONHEUR PENDANT LES VACANCES

Devenir la « famille de vacances » d'un enfant qui ne pourrait partir autrement – parce qu'il a une famille en grande difficulté – est une expérience enrichissante que proposent en bénévolat le **Secours catholique,** le **Secours populaire** ou **Sol en si** (Solidarité enfants sida). À titre d'exemple, **3 500 familles** participent actuellement à ce projet d'accueil avec le Secours catholique sur l'ensemble du territoire. L'accueil des enfants séropositifs avec Sol en si, des enfants qui ont besoin de partir de chez eux pour changer d'atmosphère, demande toutefois une préparation particulière. Et les associations sont toutes à la recherche de familles volontaires...

MALADES DU BOUT DU MONDE

Nés pauvres dans des pays pauvres, des milliers d'enfants gravement malades sont condamnés à mourir ou à rester infirmes alors qu'un acte chirurgical peut leur offrir une vie normale. **Mécénat chirurgie cardiaque** vient ainsi en aide, notamment par des familles d'accueil bénévoles, aux nombreux enfants cardiaques qui ne peuvent être opérés dans leur pays. L'association **La Chaîne de l'espoir** accueille aussi une centaine d'enfants malades chaque année et recherche des familles. La famille d'accueil devenant le soutien de l'enfant pendant son séjour en France, la responsabilité reste importante. L'objectif étant d'accueillir un enfant malade et de renvoyer un enfant guéri...

PARRAIN OU MARRAINE DE CŒUR

Tout près de chez vous aussi, un enfant a besoin de vous. Parrainer bénévolement un enfant du bout... de la rue, c'est possible avec les associations **Parrains par mille** ou **CFPE (Centre français de protection de l'enfance).** Du simple parrainage affectif de proximité à l'assistance à enfant en danger, le parrain ou la marraine construit une relation durable et aide l'enfant à grandir. Vous enrichissez son histoire, vous enrichissez la vôtre.

Avez-vous de l'amour à donner, de l'amour à recevoir ?

www.cfpe.asso.fr | www.chainedelespoir.org | www.famidac.fr | www.mecenat-cardiaque.org | www.parrainsparmille.org | www.secours-catholique.org | www.secourspopulaire.fr | www.solensi.org

#65 JE REPÈRE ET DÉNONCE LE GREENWASHING

Qu'est-ce qui lave plus vert que vert ? Le **Greenwashing** (ou écoblanchiment), bien entendu... Au départ est la tendance verte dans notre société, et, à l'arrivée, des communicants qui surfent sur cette vague écologique sans en avoir les produits ou services. Résultat : des **campagnes de publicité** en millions d'euros avec pour objectif de donner au grand public une image écologiquement responsable, plutôt que de financer de réelles actions en faveur de l'environnement.

COMMENT ÇA MARCHE ?

Un objectif du **Greenwashing** sera de faire naître un lien – par des mots ou des images – entre le produit et la nature dans l'esprit du consommateur. Exemple : une grande marque de voiture associe son véhicule 4 x 4 (parmi les plus émetteurs de CO_2) avec un ours et le slogan : « L'homme a toujours rêvé d'apprivoiser la nature. » Une autre méthode sera d'exagérer un point précis du produit afin de faire croire que l'ensemble du produit est écologique, ou encore de présenter des arguments vagues et sans preuves. Exemple : une brique de soupe représentée dans un jardin et s'autoaffirmant « 100 % naturel » alors que celle-ci… n'est pas bio.

Sommes-nous prêts à ne pas tomber dans le panneau du Greenwashing ?

Au final, cela crée une **confusion chez le consommateur**, lequel pourra être amené à faire de mauvais choix et, par conséquent, à encourager indirectement ce type de pratiques.

QUE FONT LES PROFESSIONNELS ?

Certains, rares, comme le collectif **Publicitaires *vs.* écoblanchiment,** se regroupent et proposent de s'engager dans une communication responsable. Les pouvoirs publics tentent de faire évoluer le sujet, notamment en éditant un *Guide pratique des allégations environnementales,* réalisé par le **Conseil national de la consommation.** Quant à la profession, elle s'autorégule en soumettant, avant diffusion, les publicités comportant des arguments écologiques à l'**ARPP** (Autorité de régulation professionnelle de la publicité). Une bonne volonté qui semble encore loin d'être pleinement efficace…

QUE FAIRE EN TANT QUE CITOYEN ?

Les écoconsommateurs que nous sommes doivent tout d'abord rester en veille permanente et s'informer sur les produits consommés (labels, composition, fabricant, provenance…). Si l'on repère une publicité mensongère, exagérée, inexacte, on peut la soumettre à **L'Observatoire indépendant de la publicité,** créé par les associations de l'Alliance pour la planète afin de dénoncer ces pratiques. Ou encore voter et écrire des commentaires pour les publicités déjà repérées par d'autres.

On peut aussi participer en votant au **Prix Pinocchio** (créé par l'association Les Amis de la Terre), qui, une fois par an, remet un **prix Greenwashing** à l'entreprise ayant mené la campagne de communication la plus abusive et trompeuse (Crédit Agricole, EDF et Areva ayant déjà été les heureux lauréats de ce prix…).

Alors, sommes-nous prêts à ne pas tomber dans le panneau du **Greenwashing** ?

publicitairesvsecoblanchiment.ning.com | www.arpp-pub.org | www.minefi.gouv.fr/conseilnationalconsommation/guide_allegat_environ.pdf (***Guide pratique des allégations environnementales***) | www.observatoiredelapublicite.fr | www.prix-pinocchio.org

#66 JE PASSE AUX COSMÉTIQUES BIO ET NATURELS

La cosmétique vend surtout du rêve, mais qu'en est-il de son **impact sur l'environnement** et sur la **santé humaine**? Phtalates, bisphénol A, parabène... la majorité des cosmétiques vendus en linéaire sont fabriqués avec des produits de synthèse, parfums et dérivés de pétrole (à partir d'environ **10000 substances potentiellement toxiques**), pouvant provoquer des irritations, des allergies, libérer en se dégradant des substances toxiques, être stockés – en raison de la **perméabilité de la peau** – dans les cellules, ou interagir avec les hormones du corps. Parmi ces substances, beaucoup interfèrent avec les écosystèmes (nature, faune, chaîne alimentaire...), et chaque produit peut constituer un déchet non biodégradable. Une réponse écologique qui séduit de plus en plus de consommateurs est de passer aux **cosmétiques bio et naturels.** Êtes-vous prêt?

VOUS AVEZ DIT COSMÉTIQUE BIO?

Le sens de la cosmétique bio est de respecter l'**intégrité du vivant,** du milieu dont les plantes sont extraites, des molécules naturelles par des procédés doux de transformation, et de la peau. Comment les reconnaître? Même si ceux-ci ne règlent pas tout, des **labels** privés apportent en France certaines garanties. Le label **Cosmétique charte Cosmébio** (certifié par Ecocert) est accordé aux produits contenant au moins 95% d'ingrédients naturels (soit 5% de produits de synthèse autorisés), dont 10% seulement issus de l'agriculture biologique. Le label **Cosmétiques naturels contrôlés** (certifié par BDIH) offre une certaine exigence: matières premières et conservateurs naturels, sans composants issus de la pétrochimie, et basés sur une liste positive d'ingrédients autorisés. **Nature & progrès,** le cahier des charges le plus exigeant en Europe, impose 100% d'ingrédients d'origine biologique et aucun produit de synthèse. **Natrue** est un label international, et **Cosmos** est un nouveau logo européen.

La majorité des cosmétiques vendus en linéaire sont fabriqués avec des produits de synthèse.

Pour faire ses choix, il faut noter que nombre de soins peuvent être **fabriqués chez soi** en utilisant argiles, plantes, ou huiles, et que certains **produits naturels simples** aux qualités exceptionnelles (huile d'argan, de jojoba, beurre de karité) peuvent remplacer un ensemble de produits transformés.

S'INFORMER ENCORE ET TOUJOURS

La nature fait vendre... donc attention au **discours marketing des produits de beauté** dits «naturels», et aux étiquettes qui masquent souvent des composants chimiques dangereux. Avec le programme **Vigitox, Greenpeace** a édité un guide classant les produits sur 3 listes : verte, orange et rouge, suivant la toxicité de leur composition. Quant à la journaliste et auteure **Rita Stiens,** elle met à la disposition du public le très complet livret *La Cosmétique bio, c'est quoi, au juste ?* ainsi que la **banque de données INCI,** qui permet de visualiser les composants des produits. Enfin, le site **FémininBio** publie un guide en ligne des produits cosmétiques, avec description et avis des consommateurs. Un ensemble d'informations permettant de mieux choisir et déjouer les pièges du faux bio…

www.cosmebio.org | www.cosmos-standard.org | www.femininbio.com | www.kontrollierte-naturkosmetik.de/f/index_f.htm (Cosmétiques naturels contrôlés) | www.laveritesurlescosmetiques.com (site de Rita Stiens) | www.natrue.fr | www.natureetprogres.org | www.vigitox.org

#67 JE SENSIBILISE LES ENFANTS À LA NATURE

Si nous apprenons à nos enfants à regarder et respecter la nature, les beautés de ce monde ne périront pas… L'enfant est en effet spontanément attiré par la nature, ses plantes, ses animaux. Mais, au fil du temps, n'avons-nous pas créé une civilisation d'enfants citadins hors-sol, comme le dit si bien Pierre Rabhi ? Il est grand temps de recréer ce **lien avec la nature** et de faire comprendre, dès le plus jeune âge, l'enjeu des **réflexes écologiques** pour l'avenir de la planète.

À L'ÉCOLE DE LA NATURE

L'enfant est spontanément attiré par la nature, ses plantes, ses animaux.

Pour permettre aux enfants de découvrir la biodiversité l'**école Nicolas-Hulot** a été créée en 2004 dans le Morbihan. En observant la nature de très près (70 espèces végétales, 1 500 animaux) sur un espace de 40 hectares, les enfants prennent conscience de la nécessité de la préserver. Pour sensibiliser les jeunes au développement durable à travers la forêt, les pouvoirs publics ont lancé **À l'école de la forêt.** Balades, randonnées, observation des oiseaux… **Nature & Découvertes** propose toute l'année des activités nature. Et depuis toujours les **Clubs nature** aident les enfants à jouer les explorateurs, à apprendre à reconnaître les fleurs des bois, les arbres, les oiseaux. Mais aussi à découvrir les gestes simples qui protègent la faune et la flore, et à agir en plantant des arbres, en construisant des nichoirs… Quant aux **fermes pédagogiques,** leur nombre est estimé à 1 400 dans toute la France, et elles accueillent des enfants pour des visites éducatives autour des animaux d'élevage ou des cultures. Beaucoup d'acteurs de l'éducation à l'environnement se retrouvent d'ailleurs au sein du **Réseau école et nature.** En résumé, de nombreuses solutions existent, passant aussi par les classes et vacances vertes, les chantiers nature ou autres visites d'espaces naturels.

APPRENDRE LA NATURE

De nombreux outils pédagogiques ont aussi été créés à destination des enfants. Ainsi le WWF a-t-il lancé le site interactif **Panda junior,** ou la protection de la nature expliquée aux enfants, et le kit pédagogique **Planète enjeux,** à destination des enseignants. **Vinz et Lou** donnent rendez-vous sur leur site aux 7-11 ans pour leur faire découvrir de courts dessins animés éducatifs sur des sujets de société, avec notamment la découverte du développement durable. Les associations **e-Graine** et **Kurioz** ont, comme le WWF, pour vocation l'éducation au développement durable et à la solidarité. Les **jeux de société** ne sont pas en reste avec Bioviva, Ushuaïa, Nature sauvage, Drôles de déchets, Raconte-moi Solix, Détri'tout… Ou les **livres,** avec par exemple *Planète attitude junior, Ma boîte à graines* ou *Babar le p'tit écolo* et la **presse,** avec *La Hulotte* ou *La Petite Salamandre.* Ou encore les **parcs d'attraction,** tels **Nausicaá** (Boulogne-sur-Mer) ou **Océanopolis** (Brest) autour de la mer, **Bioscope** (Alsace), dédié à l'environnement, ou encore **Eana** (Normandie), pour un voyage à bord de la planète Terre.

Enfin, citons l'association **Rire pour la planète**, fondée par Marc Jolivet pour sensibiliser de manière joyeuse les enfants aux gestes écologiques.

www.bioviva.com | www.drolesdedechets.fr | www.eana.fr | www.ecoledelaforet.agriculture.gouv.fr | www.ecole-nicolas-hulot.org | www.e-graine.org | www.fcpn.org (Fédération des clubs nature) | www.kurioz.org | www.lahulotte.fr | www.lebioscope.com | www.natureetdecouvertes.com | www.nausicaa.fr | www.oceanopolis.com | www.panda-junior.com | www.planeteenjeux.com | www.reseauecoleetnature.org | www.rirepourlaplanete.fr | www.salamandre.net | www.solix.fr | www.vinzetlou.net

#68 JE COFINANCE UN FILM, UN LIVRE OU UN REPORTAGE PRESSE

Grâce à Internet et à ses réseaux sociaux, les petits ruisseaux de financements font maintenant les rivières des projets créatifs… On appelle cela le **Crowdfunding,** ou **production communautaire.** Le principe est simple : il est demandé aux internautes de soutenir un projet en effectuant un petit investissement (à partir de 10 euros), et l'ensemble de ces investissements financera ce projet hors des circuits traditionnels. En tant qu'éco-citoyens solidaires, nous avons donc l'opportunité de cofinancer des **films documentaires**

ILS ONT ÉCHOUÉ CAR ILS AVAIENT OUBLIÉ DE COMMENCER PAR LE RÊVE.

WILLIAM SHAKESPEARE

ou des **reportages de presse** qui ne verraient sans doute pas le jour sans ces nouveaux financements participatifs.

FILMS OU LIVRES, COPRODUISONS !

Grâce à **Touscoprod,** il est possible d'investir dans un film et de **participer à sa création** (actualités privilégiées, possibilité d'avoir son nom au générique, liens directs avec l'équipe du film, invitation aux avant-premières, possibilité d'être figurant, visionnage du film en ligne...). L'idée est de créer ainsi **une communauté de « fans »** qui participera au buzz du film, essentiel pour sa promotion. Un montant minimum est attribué à chaque projet, ainsi qu'une date d'expiration, et, si les fonds nécessaires n'ont pas été réunis, les investissements sont remboursés. Bien entendu, vous êtes rémunéré sur les bénéfices du film s'il y en a...

Les petits ruisseaux de financements font maintenant les rivières des projets créatifs...

Par exemple, le documentaire de Pierre Carles sur les médias *Fin de concession* a eu des difficultés à trouver un financement pour cause de contenus polémiques. Grâce à Touscoprod, près de 27 000 euros ont été rassemblés. D'autres projets, comme **People for Cinema, KissKissBankBank** ou **Motion Sponsor** proposent aussi ce service de coproduction.

Côté livres, il est dorénavant possible de participer à des coéditions grâce aux **Éditions du public.** Je verse 11 euros minimum, je reçois un exemplaire du livre et je participe à ses bénéfices, simple comme un parrainage d'auteurs !

JE DONNE POUR FAIRE EXISTER

D'un autre côté, des sites se sont lancés pour **soutenir la création.** Dans ce cas, le créateur conserve les droits et la propriété sur sa création mais propose des contreparties, par exemple sur **Ulule** (« Donnez vie aux bonnes idées ! ») ou **Babeldoor,** où l'on peut trouver des préventes, des éditions limitées ou encore une intervention dans le processus de création.

La **presse** n'est pas en reste, puisque deux projets français – **J'aime l'info** et **Glifpix** – se sont créés sur le modèle américain **Spot.us**. L'objectif affiché est de financer des projets éditoriaux de qualité, des reportages, des enquêtes... Vus par exemple sur Glifpix : « Quand le luxe se fait respectueux de l'environnement », « Je vis en mode slow à Segonzac, première ville française labélisée Citta Slow »...

Dorénavant, les projets qui méritent d'exister ne resteront plus dans les tiroirs, et ceux qui porteront une **voix différente** pourront voir le jour... qu'on se le dise !

fr.ulule.com | www.babeldoor.com | www.editionsdupublic.com | www.glifpix.fr | www.jaimelinfo.fr | www.kisskissbankbank.com | www.motionsponsor.com | www.peopleforcinema.com | www.touscoprod.com

#69 JE CRÉE UN COMPOST PARTAGÉ DE QUARTIER

Nos poubelles débordent… Ainsi à Paris la production de déchets par an et par habitant est-elle estimée à environ 350 kg, dont 20 à 30 % sont des déchets biodégradables. Pour ces derniers, fini l'incinération, et place dorénavant au **compost collectif**. Car le compostage a longtemps été l'affaire de la campagne, mais il est temps de changer les habitudes !

À Paris, la production de déchets par an et par habitant est estimée à environ 350 kg.

JE VAIS CRÉER MON COMPOST…

C'est ce que s'est dit **Jean-Jacques Fasquel** lorsque, avec l'aide de l'organisme public propriétaire de sa résidence à Paris, il a rassemblé quelques voisins sensibilisés au sujet pour créer un compost dans un coin de verdure de son immeuble. « Ce n'est pas facile en ville de traiter des déchets organiques, mais j'ai voulu montrer que l'on pouvait réussir ce projet dans un milieu dense et urbain comme Paris », déclare-t-il. Pari gagné pour cette démarche pionnière, puisque 70 familles jouent maintenant le jeu en collectant leurs déchets à l'aide de **bioseaux,** que le compost réalisé est à la disposition de tous les jardiniers en herbe, et que Jean-Jacques Fasquel est devenu à cette occasion… maître composteur.

C'EST QUOI UN COMPOST ?

Le compost est semblable à un terreau riche en humus et en minéraux. Et, comme le précise l'**Ademe** dans son *Guide du compost,* la transformation des matières organiques se fait naturellement avec le temps, mais, pour produire un bon compost, il est nécessaire de respecter trois règles simples : mélanger les différentes catégories de déchets (épluchures, pain, coquilles d'œuf, marc de café, feuilles, sciure, papier journal, laitages…), aérer les matières, et surveiller l'humidité. Un compost bien réalisé doit sentir « la forêt au printemps après la pluie ».

LE COMPOST COLLECTIF A DE L'AVENIR

Mais tout le monde n'a pas le temps et l'espace pour créer son compost personnel. D'où l'idée des composts collectifs, véritables aventures de quartier de valorisation des biodéchets, dont l'enjeu est à la fois **environnemental et social.** Car moins de déchets dans les ordures signifie moins de camions sur les routes pour les ramasser et moins de pollutions à l'incinération. Et parce que c'est un moyen d'échanger entre voisins, et de participer ensemble à améliorer les choses au niveau local.

Une démarche que chaque citoyen peut porter au sein de son immeuble, son quartier, son entreprise, ou son école, et qui peut être aidée par le **Réseau compost citoyen.** Ce réseau a en effet pour objectif d'informer sur le compost, de fédérer les moyens et d'échanger sur les pratiques, tout en faisant la promotion du compost citoyen sous toutes ses formes (lombricompostage, compostage individuel, collectif ou de quartier, en milieu rural ou urbain).

Quand le compost permet de rassembler les écocitoyens d'un quartier…

compostaparis.blogspot.com | compostproximite.blogspot.com | www.ademe.fr | www.reseaucompost.org

#70 J'ÉCHANGE AVEC DES DÉTENUS

Pour se protéger de ses éléments les plus dangereux, la société a créé les prisons. Plus de 60 000 personnes sont ainsi détenues en France dans 191 établissements pénitentiaires. Et **le nombre de détenus augmente régulièrement**, faisant de la promiscuité – menant souvent à la haine de soi et des autres – une norme, et le fait d'assurer sa survie un objectif. Conséquence : un détenu se suicide en France tous les 3 jours… Des conditions carcérales que la **semaine nationale des Prisons** tente de dénoncer en novembre auprès de l'opinion publique.

ÊTRE VISITEUR DE PRISON

Grâce à l'**Association nationale des visiteurs de prison** (ANVP), vous pouvez venir en aide aux familles des personnes détenues ou directement aux personnes incarcérées, souvent les laissés-pour-compte de notre société. Le visiteur apporte un soutien moral, du conseil, une aide à l'insertion ou à la sortie. Chaque semaine, 1 200 personnes s'entretiennent ainsi de manière confidentielle au parloir avec des prisonniers, devenant ainsi leurs confidents. « Je ne veux pas réduire un individu aux seules causes de son incarcération. Je ne me positionne pas sur l'homme d'hier, mais sur celui de demain. **Je suis là pour écouter**. Et apporter une bouffée d'air frais de l'extérieur », témoigne par exemple le visiteur Jean-Marie Seffray. De quoi redonner confiance en un avenir à construire…

Plus de 60 000 personnes sont détenues en France dans 191 établissements pénitentiaires.

J'ÉCRIS AUX DÉTENUS

Avec le parloir, la lettre – souvent le seul lien avec le « dehors », cet autre monde dont le prisonnier est exclu – est le second bol d'air pur de la vie carcérale. Grâce au **Courrier de**

Bovet, seule association organisant des échanges de lettres avec les prisonniers, près de un millier de personnes correspondent avec environ 1 200 détenus. L'association se faisant l'intermédiaire – dans le but de conserver l'anonymat – des lettres des détenus vers les personnes concernées. « Être un moment de douceur et de chaleur, être un écho de l'actualité et des saisons qui passent, être un pont vers l'espoir », voilà tout l'enjeu de cette **correspondance de l'espoir**...

JE SUIS LÀ ET JE FORME

Grâce à l'association **Genepi** (Groupement étudiant national d'enseignement aux personnes incarcérées), il est aussi possible d'intervenir, si vous êtes étudiant, dans la **formation des détenus**. L'objectif étant la réinsertion sociale « par le développement de contacts entre les étudiants de l'enseignement supérieur et le monde pénitentiaire ». Ce moment de partage entre des jeunes – 1 300 bénévoles pour 90 établissements pénitentiaires suivis – et des prisonniers est l'occasion d'animer un atelier de réalisation d'un journal interne, une revue de presse, un soutien scolaire, ou encore une préparation à un examen. Un zeste de culture afin de préparer à la vie après la prison.

Mais, heureusement, comme l'écrit avec poésie la romancière Sahar Khalifa dans *L'Impasse de Bab Essaha*: « seul le corps peut aller en prison, l'esprit ne peut être prisonnier, on ne peut pas attraper le vent »...

associationlecourrierdebovet.perso.neuf.fr | www.anvp.org | www.genepi.fr | www.oip.org (Observatoire international des prisons)

#71 J'HABITE AUTREMENT AVEC LES COOPÉRATIVES

Réduire son impact écologique sur la planète ? Retrouver une convivialité et une solidarité dans son logement ? Encourager le lien, la mixité sociale et générationnelle ? Une partie des réponses à ces questions se trouve dans une vision différente de l'habitat. Des solutions existent, en voici les principales.

HABITAT GROUPÉ

Les premières tentatives d'habitats groupés (**Co-Housing** en anglais) datent des années 1960 dans les pays scandinaves. Ils associent **logements privés indépendants et vie**

communautaire, avec une mise en commun de services (garde d'enfants, aide aux personnes âgées, achats groupés, covoiturage...) et de ressources matérielles (cuisine, buanderie, atelier...). Tous les résidents sont unis par le même désir de vivre dans des **habitations écologiques** gérées collectivement, ce qui limite par ailleurs l'étalement urbain, et minimise l'impact environnemental. L'habitat groupé suppose un processus participatif des résidents afin d'effectuer des choix en commun. Il permet ainsi de créer des îlots d'habitants responsables et impliqués dans la vie sociale de leur quartier. Il est récent en France, mais des centaines de projets émergent actuellement, ils sont fédérés par le **Réseau interrégional de l'habitat groupé.**

COOPÉRATIVES D'HABITANTS

Ce sont des maisons ou immeubles où habitent des personnes à la fois locataires de leur logement et collectivement propriétaires (grâce à des **parts sociales**) du bâtiment. Les résidents montent ainsi ensemble un « projet de vie » et assument, de manière démocratique, la gestion autonome du bâtiment et de la coopérative. Celle-ci permet aussi la mutualisation de services et d'espaces, elle s'avère un outil de lutte contre l'exclusion et la spéculation immobilière, et porte souvent un engagement écologique fort. Et puisque tout le monde participe à la gestion et à l'entretien du bâtiment, il en résulte des coûts moindres pour la coopérative (le **Hameau des buis** en Ardèche fonctionne par exemple sur ce modèle). Celle-ci est donc normalement en mesure d'offrir des loyers moins élevés que les prix du marché. L'association **Habicoop** a été créée en 2005 pour promouvoir les coopératives d'habitants en France.

Les premières tentatives d'habitats groupés datent des années 1960, dans les pays scandinaves.

COHABITATION INTERGÉNÉRATIONNELLE

Ce mode d'habitation permet aux étudiants d'être hébergés à moindres frais chez des personnes âgées tout en recréant du lien social. Ainsi, en échange d'un logement, vous pouvez par exemple vous engager à être présent en soirée, à rendre certains services ou bien à payer une indemnité d'occupation. Ce concept est né d'un triple constat : **l'isolement des personnes âgées**, leur désir de maintien à domicile et l'insuffisance de logements pour les étudiants. Validée par les pouvoirs publics, la charte **Un toit, deux générations** détermine un code de bonne conduite, le **Réseau cosi** fédère en France les associations de mise en relations, et **Homeshare** est le réseau de ces programmes au niveau international.

Alors, prêt pour **habiter autrement** dans votre lieu de vie ?

www.habicoop.fr | www.habitatgroupe.org | www.homeshare.org | www.la-ferme-des-enfants.com (Hameau des buis) | www.reseau-cosi.com

LE BONHEUR EST LA SEULE CHOSE QUI SE DOUBLE SI ON LE PARTAGE.

ALBERT SCHWEITZER

#72 J'ORGANISE OU JE PARTICIPE À UNE CARROTMOB

Le mouvement **Carrotmob** a été lancé à San Francisco en mars 2008 par Brent Schulkin, qui se dit un « militant frustré par l'inefficacité des méthodes traditionnelles de militantisme ». Cette action consiste à mobiliser par Internet une foule de personnes (la « mob ») qui viendront faire leurs courses dans un même magasin, en échange de quoi celui-ci s'engage à reverser une partie de ses profits supplémentaires (la « carotte ») dans une action écocitoyenne. Objectif affiché de cet activisme positif, qui s'est vite propagé aux quatre coins du monde : **rendre le pouvoir aux consommateurs** afin d'inciter les entreprises à améliorer leurs pratiques environnementales et sociétales.

Les carrotmobbers sont les **activistes écolo nouvelle génération**, allez-vous en faire partie ?

CARROTMOB, MODE D'EMPLOI

Sélectionner un commerce de proximité pour cette **écoaction** n'est pas anodin. Les magasins doivent ainsi être mis en compétition sur leurs actions de développement durable, car moins ils sont habituellement orientés vers ce sujet, plus l'impact sera, bien entendu, important. Par ailleurs, une Carrotmob ne doit forcer personne à consommer différemment, il doit donc s'agir d'un commerce de produits de la vie quotidienne (café, épicerie, restaurant...). Enfin, grâce au chiffre d'affaires additionnel et à l'amélioration de sa réputation, faire une action responsable, habituellement perçue comme coûteuse, devient tout à coup pour le magasin une démarche très positive.

Dévaliser une boutique lors d'un « magic day » pour contribuer à sauver la planète.

Côté participants, le **shopping responsable** des Carrotmobs est perçu comme simple, rapide, grand public, local, bon enfant, positif, maniant plutôt la carotte que le bâton ! Et, en effet, le « buycott » vise à transformer tout consommateur en militant, et se présente du coup comme l'inverse du « boycott ». Un **modèle gagnant-gagnant,** en somme.

En France, la première manifestation du genre a eu lieu à Lyon. Alors, vous aussi, soyez un pionnier et organisez une Carrotmob dans votre ville, un bon moyen de faire avancer des actions responsables, de créer du lien entre des personnes d'univers différents et de s'amuser ! Sur le site du réseau Carrotmob, un guide complet *Comment organiser un carrotmob ?* est même disponible pour les carrotmobbers en herbe.

DE L'UTOPIE À L'ÉCOLOGIE PRATIQUE

Au final, dévaliser une boutique lors d'un « magic day » pour contribuer à sauver la planète avec des résultats quantifiables s'avère une approche pragmatique, réaliste, où le consommateur-protestataire peut enfin fixer les règles du jeu. Une manière de **prendre notre avenir en main.** Quels seraient alors les changements possibles si les Carrotmobs concernaient des millions de personnes dans le monde ? La bonne nouvelle, c'est que l'invasion des carottes est en marche et que cette révolution est pour bientôt…

www.carrotmob.org

#73 JE N'ACHÈTE ET NE PORTE PLUS DE FOURRURE

Chaque seconde, dans le monde, un animal meurt pour la « déesse mode »… Alors porter de la fourrure est-il si « chic » que cela ? La fabrication d'un manteau nécessite 40 renards, 60 visons, 10 loups ou encore 18 lynx. Chaque année, plus de **50 millions d'animaux** (hors lapins) sont abattus pour leur fourrure. Ce commerce étant très lucratif, seule une baisse des ventes peut faire diminuer le nombre d'animaux tués. Alors sommes-nous prêts à ne plus acheter, offrir et porter de fourrure ?

Chaque seconde, dans le monde, un animal meurt pour la « déesse mode »…

UNE LUTTE QUI PREND DE L'AMPLEUR

Les récents sondages révèlent que 80 % des Français sont opposés au commerce de la fourrure. Déjà de nombreuses personnalités (Carla Bruni-Sarkozy, Michelle Obama, Zoé Félix, Marion Cotillard…), de **nombreux couturiers** (Calvin Klein, Ralph Lauren, Vivienne Westwood…), et de nombreuses enseignes (Esprit, H&M, Pimkie, Lacoste…) se sont déclarés contre l'utilisation ou la vente de fourrure. En 2011, même la Fashion Week d'Oslo et ses 200 industriels ont décidé de bannir la fourrure de leurs défilés. En parallèle, Israël est devenu le premier pays au monde à proposer d'interdire toute fourrure sur son territoire.

LE COMMERCE DE LA FOURRURE

Les espèces concernées sont principalement les visons, les renards, les lapins, les castors, les chinchillas, les lynx, les zibelines, les loups, les coyotes, les ratons laveurs, les putois, mais aussi les chats et les chiens en Chine ! La fourrure d'élevage est majoritairement **produite en Europe**, qui fournit 70 % des visons et 63 % des renards, et aussi en Argentine, Chine, Amérique du Nord et Russie. La Chine est devenue le premier fournisseur de fourrures à bas prix, elle exporte 95 % de sa production, notamment en Europe. **La France contribue également au marché de la fourrure** avec une vingtaine d'élevages de visons, qui en produisent chaque année 190 000, et une trentaine de fermes d'élevage de lapins.

LA SOUFFRANCE DES ANIMAUX

Les associations – la **Fondation Brigitte Bardot, Peta France** ou **Fourrure torture** – ne cessent d'alerter le grand public. Chaque année, 5 millions d'animaux sont tués dans leur milieu naturel par des **méthodes de piégeage cruelles.** En parallèle, les images chocs des « usines à fourrure » en Norvège, en Finlande, en Chine et ailleurs montrent des animaux d'élevage (85 % de la production mondiale) soumis à des **conditions de vie exécrables** : enfermés dans de petites cages métalliques dans des hangars, en état de stress permanent, sans soins, devenant fous, se mutilant, vivant dans leurs déjections. Les méthodes d'abattage – gazage, électrocution, empoisonnement, rupture de nuque – sont par ailleurs totalement barbares, et dans de nombreux cas (en Chine notamment), ils sont dépecés encore vivants… Tout est ainsi fait au moindre coût par les éleveurs pour ne pas affecter la qualité de la fourrure, au détriment du bien-être des animaux.

À noter aussi la **journée sans Fourrure,** le premier samedi des soldes d'hiver, ou encore les campagnes **Plutôt nue qu'en fourrure,** de Peta, mettant des stars, comme Eva Mendes, à nu pour la cause.

Alors, toujours « chic », la fourrure ?

www.fourrure-torture.com | www.jeneportepasdefourrure.com (Fondation Brigitte Bardot) | www.journeesansfourrure.com | www.petafrance.com

#74 J'ÉLÈVE MON ENFANT AUTREMENT

« La femme n'allaite pas l'enfant, mais la destinée… » Comme le suggère le poète finlandais Paavo Haavikko, investissons dans les générations futures et, pour **préserver leur santé et celle de la planète,** adoptons avec nos enfants la **bioattitude** ! Accueillir l'enfant dans un environnement sain, le préserver, lui apprendre les bons gestes, le goût des choses, l'éveiller, le soigner au naturel, bien le vêtir, jouer et vivre avec lui de façon écologique… c'est tout un nouvel art !

Mon enfant écolo aime bien son cocon douillet. L'air ambiant est sans pollutions grâce à de la peinture à l'eau, un parquet sans colles, un lit en bois brut, des meubles en carton recyclable, et même une petite cabane en bois ! D'ailleurs, j'aère souvent sa chambre, et n'utilise que des produits ménagers écolo. Il y dort comme un loir avec son doudou, qui n'a pas d'asthme, tout comme lui…

Mon enfant écolo s'habille vintage, il a récupéré plein de vêtements des cousins, des sites de troc et du dépôt-vente. Mais il est aussi très heureux d'avoir de nouvelles choses douces en coton bio, avec des teintures sans métaux lourds et des sérigraphies à l'encre écologique. Et en plus, j'utilise une lessive douce pour le lavage…

Investissons dans les générations futures.

Mon enfant écolo sait se faire une beauté, maintenant qu'il a quitté ses couches lavables. Son savon, son shampooing, son gel lavant, son dentifrice, sa crème pour le corps sont certifiés bio, et il aime bien jouer avec l'éponge de mer naturelle.

Mon enfant écolo sait réclamer sa nourriture bio. Après avoir été allaité, puis profité de ses jolis biberons sans produits toxiques et de ses purées maison, il raffole maintenant de ses assiettes de fruits, légumes et céréales complètes bio. Il aime bien les aliments bio, car ils ont plus de goût et sont plus nourrissants.

Mon enfant écolo s'amuse avec tout ce qu'il trouve, des cubes, des feuilles de papier, des boîtes en carton… et puis parfois, pour son anniversaire, on lui offre de nouveaux jouets, en bois brut sans colles toxiques, ou des livres en papier recyclé pour apprendre le nom des animaux.

Mon enfant écolo est bien soigné. Je le portais avec une écharpe, c'était chaud et rassurant pour lui. Il n'a pas eu les piqûres des vaccins non obligatoires. Il aime bien son naturopathe, qui lui donne des remèdes naturels pour aller mieux, et aussi mes petits massages aux huiles végétales. Et du coup il n'a même pas d'eczéma.

Mon enfant écolo a eu de la chance car il s'est trouvé une super crèche écologique, avec des matériaux non polluants, un maximum de lumière naturelle, sa nourriture bio préférée, des draps en coton bio, et même des couches lavables !

Mon enfant écolo adore la nature, il se promène souvent dans la forêt, il court après les libellules, écoute les oiseaux, ramasse de petits cailloux pour les mettre dans sa chambre, et il aime bien aussi cueillir les haricots du potager, comme les grands.

En fait, **mon enfant écolo** aimerait bien que tous ses copains et copines soient comme lui…

www.grandirautrement.com

#75 J'ACCOMPAGNE DES PERSONNES ÂGÉES

Ne laissons pas nos aînés, qui nous ont donné la vie, vieillir seuls dans l'indifférence… Durant la deuxième moitié du xxe siècle, **l'espérance de vie a augmenté** de vingt ans. Dans les 30 prochaines années, un tiers de la population des pays développés aura plus de 60 ans. Une révolution silencieuse – impliquant des changements sociétaux profonds – est en marche… Et notamment celle qui a conduit parents et enfants à ne plus vivre sous le même toit. Pour beaucoup, vieillir s'accompagne ainsi d'un sentiment d'abandon et de solitude, un facteur de discrimination et d'exclusion. Afin de rappeler que les droits des personnes âgées sont indissociables des droits de l'homme, les Nations unies ont d'ailleurs proclamé le 1er octobre **journée internationale des Personnes âgées.**

AVEC LES PETITS FRÈRES

Créés en 1946 par Armand Marquiset, **Les Petits Frères des pauvres** s'attachent à aider les personnes âgées démunies. Et l'enjeu est de les accompagner dans la durée, afin de permettre à ces personnes de plus de cinquante ans, isolées, malades ou en situation de précarité, de se reconstruire, de tisser des réseaux relationnels et de sortir de leur isolement, tout en leur apportant l'aide matérielle nécessaire. Aujourd'hui, ce sont 8500 bénévoles, 500 salariés, une vingtaine de **maisons du bonheur,** plus de 150000 donateurs et 30000 personnes aidées. L'association prend aussi soin des nouvelles pauvretés : les personnes âgées que des accidents de la vie ont conduites à la rue, les grands malades en fin de vie, les personnes isolées dans les banlieues difficiles ou dans les foyers de migrants âgés. **Dans les hôpitaux, en maison de retraite, ou à domicile**, nous pouvons ainsi donner de notre temps pour les personnes seules…

Pour beaucoup, vieillir s'accompagne d'un sentiment d'abandon et de solitude.

DITES-LE AVEC DES FLEURS…

Chaque année lors de la journée internationale des Personnes âgées, Les Petits Frères des pauvres organisent **Les Fleurs de la fraternité** afin de donner corps à la déclaration de leur fondateur : « **Des fleurs avant le pain.** » Des milliers de bénévoles dans 80 villes de France distribuent ainsi gratuitement plus de 30000 roses à toutes les personnes qui s'engagent à les offrir à leur tour à une personne âgée souffrant de solitude ou de pauvreté. Parce qu'une fleur est un symbole universel d'attention, d'amour et de fraternité, et parce que l'important, plus que le temps passé avec une personne âgée, est la qualité de l'échange…

LA CULTURE DU CŒUR

Parmi l'ensemble des associations, citons **Cœur en fête,** qui se propose depuis 2005 d'aider à rompre l'isolement des personnes âgées par la culture. Grâce à des actions de proximité (concerts de piano, de guitare, de chant, de violon, spectacles…) favorisant les échanges et la création de liens entre les générations, Cœur en fête souhaite modifier les comportements à l'égard de l'âge, et faire vivre sa devise : « Tant qu'on a un cœur qui bat… on existe ! »

www.coeurenfete.org | www.lesfleursdelafraternite.org | www.petitsfreres.asso.fr

#76 J'OPTE POUR DES CADEAUX ÉCOLOGIQUES OU SOLIDAIRES

Les petits cadeaux entretiennent les fêtes… mais ne serait-il pas temps de passer au cadeau utile, écologique, éthique, solidaire, recyclé, équitable ? Et d'en profiter pour dépenser moins, mais mieux ? Afin d'**éveiller les consciences** et de bousculer les mentalités, osons avec cette sélection le **cadeau utile et original** !

QUAND LES CAUSES FONT BOUTIQUE…

Dépenser moins, mais mieux.

La **Fondation de France** dépoussière le cadeau solidaire grâce au site **C'est plus qu'un cadeau !** On vous y propose des cartes originales (une montagne de baisers, la lune, un tube à essai…) illustrées d'un message à l'humour décalé, et qui sont porteuses d'un don bénéficiant à une cause (personnes vulnérables, environnement, recherche médicale…). **Plan France** propose le site **Dons-cadeaux** pour offrir des livres d'éveil au Cambodge, la formation d'un microentrepreneur au Cameroun, le suivi médical pour un enfant travailleur en Inde, ou encore la construction d'une latrine scolaire à Haïti. Votre proche reçoit un certificat par e-mail, et vous y ajoutez votre message personnel.

Avec **Les Cadeaux solidaires,** l'association **Vision du monde** permet aussi de faire un don simple et utile d'une moustiquaire, d'une vache laitière, ou d'un filtre à eau. L'**Unicef** a lancé **HappyPack** pour faire des cadeaux autour de l'enfance, des cahiers d'exercice aux crayons, en passant par la trousse de premiers soins. Avec **Babyloan,** le spécialiste du microcrédit, ce sont des **passeports cadeaux** que l'on offre à un proche afin qu'il puisse soutenir un microentrepreneur du bout du monde, de « l'argent solidaire », en somme… **Amnesty International** propose sa boutique d'objets militants (bougie de la liberté, casquette droits de l'homme...) et sa sélection de produits éthiques. Et n'oublions pas le **Calendrier du cœur** de **Mécénat chirurgie cardiaque,** l'album annuel de photos pour la liberté de la presse de **Reporters sans frontières,** les albums de musique de **Sol en si**, ou encore les disques et spectacles des **Enfoirés** pour les **Restos du cœur.**

DES CADEAUX ÉTHIC & NATURE

Avec **Savoir-faire et découverte,** offrons un « stage cadeau » afin de faire découvrir un savoir-faire écologiquement responsable et de contribuer à l'éveil de talents. L'essentiel pour démarrer un rucher familial, l'aromathérapie et les huiles essentielles, la construction d'un four à pain, la création de meubles en carton recyclé... plus de 180 stages sont ainsi disponibles.

Mon coffret bio propose d'offrir des séjours en hôtels **Écolabel,** ou comment se faire plaisir en préservant la planète. Une échappée verte en yourte mongole, dans un tipi ou dans une étable... les voyages responsables de **Natura box** s'ouvrent à vous. Soins maman, cuisine, séjours, bien-être, beauté... **Bio box** décline une collection de coffrets pour tous les biogoûts.

Et si vous pouviez offrir des cartes de compensation CO_2 ? C'est tout l'enjeu du site **Mon Noël responsable,** qui propose, pour ceux qui prennent trop l'avion ou ne pratiquent pas encore le covoiturage, des cartes à partir de 7 euros pour financer des projets au Bénin. Enfin, avec **Tree-Nation** luttons contre la déforestation en offrant des arbres – ou même des forêts ! – à planter en Afrique.

fr.rsf.org (Reporters sans frontières) | www.babyloan.org | www.bioboxonline.eu | www.boutique.amnesty.fr | www.cestplusquuncadeau.fr | www.dons-cadeaux.org | www.enfoires.com | www.happypack.be/fr | www.lesavoirfaire.fr | www.lescadeauxsolidaires.fr | www.mecenat-cardiaque.org | www.moncoffretbio.fr | www.mon-noel-responsable.fr | www.naturabox.com | www.solensi.org | www.tree-nation.com

#77 JE DÉFENDS LA LUTTE CONTRE LE SIDA

Le 1er décembre, tous les acteurs se mobilisent pour la **journée mondiale de Lutte contre le sida.** Chaque jour dans le monde, 7 500 personnes sont contaminées et 5 500 meurent du sida. Voilà pourquoi le combat contre cette maladie fait partie des **Objectifs du millénaire pour le développement** (OMD) des Nations unies. En France aujourd'hui, 150 000 personnes sont porteuses du VIH, dont 40 % sont des femmes. Plus de 6 000 conta-

LE VIEIL INDIEN ET SON PETIT-FILS

Un vieil Indien initiait son petit-fils à propos de la vie :

– Une lutte est en cours à l'intérieur de moi, disait-il à l'enfant, c'est une lutte terrible entre deux loups. L'un, poursuivit-il, est plein d'envie, de colère, d'avarice, d'arrogance, de ressentiment, de mensonge, de supériorité, de fausse fierté. L'autre est bon, paisible, heureux, serein, humble, généreux, vrai, rempli de compassion. Cette lutte a aussi lieu en toi, mon enfant, et en chaque personne.

Le petit-fils réfléchit un instant et interrogea son grand-père :

– Lequel de ces deux loups va gagner la lutte ?

Le vieil Indien sourit et répondit simplement :

– Celui que tu nourris…

minations sont enregistrées chaque année, et près de 40 000 personnes seraient porteuses du virus sans le savoir. Des associations luttent au quotidien, et nous pouvons les aider par des dons ou en devenant volontaires.

Le **Sidaction,** présidé par **Pierre Bergé** et **Line Renaud,** est depuis plus de quinze ans le grand rendez-vous annuel de la lutte contre le sida. Chaînes de télévision et radios se mobilisent pendant un week-end pour récolter des dons et rappeler que la maladie existe, pendant que 4 000 bénévoles s'activent sur le terrain. C'est la seule association de lutte contre le sida qui finance la recherche, mais elle s'implique aussi dans la prévention et l'aide aux malades.

Chaque jour dans le monde, 7 500 personnes sont contaminées et 5 500 meurent du sida.

AIDES, créée en 1984, a pour objectif de réunir les personnes touchées par le sida afin de leur permettre de s'organiser face à ce fléau. Avec 1 500 personnes et 70 lieux d'accueil, l'association se définit comme « la plus grande association de lutte contre le sida en France et en Europe ». Elle agit pour la prévention, l'accès aux soins, le droit des malades, la lutte contre la discrimination et sur le plan international.

ActUp-Paris, créée en 1989 sur un modèle new-yorkais, est issue de la communauté homosexuelle et agit notamment par des **actions spectaculaires** et non violentes (les « zaps ») afin de sensibiliser le grand public, les décideurs et les médias. « Nos actions visent à combler ce déficit d'images et de paroles. La colère est au départ de notre engagement : nous entendons la transformer en acte politique d'interpellation publique. »

Sol en si (Solidarité enfants sida) est née en 1990 et accompagne parents et enfants dans leur parcours face à la maladie. À partir de deux lieux d'accueil (Île-de-France et Marseille), elle agit pour les crèches, l'accueil d'urgence, les vacances d'enfants, les groupes de parole… Sol en si édite par ailleurs des **albums de musique** pour financer ses actions.

Solidarité sida, « des jeunes contre le sida », est à la fois acteur de prévention, organisateur d'événements à travers le festival **Solidays** ou les **Nuits du zapping,** et partenaire de 120 associations à travers le monde. Elle a été créée par deux étudiants en 1992, et Antoine de Caunes en est le président d'honneur.

« Je rêve d'un monde libéré du fléau du sida », a déclaré **Carla Bruni-Sarkozy,** devenue en 2008 l'ambassadrice pour les mères et les enfants auprès du **Fonds mondial de lutte contre le sida**. En attendant, nous pouvons contribuer à cette lutte…

www.actupparis.org | www.aides.org | www.sidaction.org | www.solensi.org | www.solidarite-sida.org | www.theglobalfund.org/fr (Fonds mondial de lutte contre le sida)

#78 J'APPRENDS À ORGANISER UN ÉCOÉVÉNEMENT

Un événement doit être écoresponsable ou ne pas être ! En France, plus de **100000 événements** sportifs, culturels ou professionnels (foires, salons, congrès) sont organisés chaque année, sans compter les événements personnels comme les mariages, anniversaires... Production de déchets, consommation d'énergie, émission de CO_2... ces événements, lieux d'échange et de partage, ne sont pas neutres en termes d'**impact pour l'environnement.** Nous pouvons tous être confrontés à l'organisation d'un événement, alors autant acquérir dès maintenant les bons réflexes.

DES GESTES DE BON SENS

L'organisation d'un événement peut représenter une réelle opportunité de véhiculer des **messages écologiques** auprès du public et de valoriser en parallèle l'initiative écoresponsable de l'organisateur. Quels sont les gestes alors à adopter ?

Lors du choix du lieu, prendre en compte le transport des invités, donc préférer un endroit proche de chez eux et accessible en transports en commun. Bien informer sur ces **modes de transport** afin d'éviter la voiture, ou organiser le covoiturage. Louer si possible le mobilier sur place. En cas de création de stand sur mesure, s'informer sur le **recyclage**. Utiliser des invitations numériques plutôt que papier. Pour les impressions (affiches, dépliants), se tourner vers du papier recyclé issu de forêts durables.

Un événement doit être écoresponsable ou ne pas être !

S'orienter vers le coton bio ou équitable pour les textiles (tee-shirts, banderoles). Privilégier des cadeaux utiles, écoconçus ou issus du commerce équitable. Préférer des badges réutilisables. Privilégier une alimentation biologique, locale et de saison. Pour les produits qui ne peuvent être locaux, se fournir en commerce équitable. Ne pas proposer trop de viande au menu, et aucun poisson dont les espèces sont menacées. Ajuster les quantités afin d'**éviter le gaspillage**. Choisir de l'eau du robinet, de préférence filtrée. Opter pour de la vaisselle réutilisable plutôt que jetable (en location si besoin), ou des gobelets réutilisables distribués contre une caution. Optimiser les consommations d'électricité, ainsi que le chauffage et la climatisation si l'événement se déroule en intérieur. Mettre en place le **tri sélectif** des déchets.

Enfin, compenser les émissions de CO_2 de l'événement à travers un site spécialisé.

QUE FONT LES PROFESSIONNELS ?

En France, les professionnels de l'événementiel et de la nature se sont réunis en un **Collectif pour des événements responsables.** Ils ont créé le site d'information **Écoévénement,** où l'on peut retrouver la **Charte développement durable** des agences événementielles, et un ***Écoguide, carnet de route vers un événement écoresponsable,*** qui présente des solutions concrètes en 9 fiches pratiques.

Par ailleurs a été conçu l'**Adere** (autodiagnostic environnemental pour les responsables d'événements), un outil unique destiné à évaluer, et donc à limiter, l'impact d'une manifestation.

www.eco-evenement.org | www.evenementresponsable.fr (ADERE)

#79 J'UTILISE UN MOTEUR DE RECHERCHE WEB SOLIDAIRE

Être solidaire tout en surfant sur Internet, c'est aujourd'hui possible, et c'est la magie du Web. Calquant leurs modèles sur les **Charity Business** des Anglo-Saxons, un ensemble de sites se sont créés avec l'objectif de reverser une partie des revenus générés par la publicité en ligne (affichage de bannières publicitaires, clics sur des liens sponsorisés, envois d'e-mails, achats sur une boutique en ligne) à des associations caritatives. Si vous n'avez pas le budget pour faire un don ou pas le temps de devenir bénévole, vous pouvez donc **financer une association, sans rien débourser** et en restant chez vous, seulement en modifiant votre moteur de recherche...

Reverser une partie des revenus générés par la publicité en ligne à des associations caritatives.

Ecosia, créé par l'allemand Christian Kroll, est une société d'entrepreneuriat social dont l'objectif est la protection de l'environnement. Reversant 80 % des revenus sur les recherches effectuées, Ecosia a déjà généré en une année 125 000 euros pour un projet de protection de la forêt tropicale du WWF.

VeoSearch offre, lui, un service de recherche et un comparateur de produits. Plus de 115 000 euros ont été collectés à ce jour pour des associations grâce à un reversement de 50 % des revenus générés. Possibilité de s'inscrire et de sélectionner les associations que l'on souhaite soutenir.

Hooseek repose sur le principe suivant : chaque recherche équivaut à un don d'environ 0,15 centimes d'euros, et l'internaute peut sélectionner jusqu'à 4 associations à soutenir ; 50 % des revenus sont reversés.

Doneo permet de sélectionner l'association à qui l'on souhaite « donner en cherchant », et 60 % des revenus générés par les liens sponsorisés des pages de recherche sont reversés à cette association. Doneo permet aussi d'effectuer ses achats sur Internet, grâce à 300 commerçants partenaires, en reversant une partie des revenus générés.

Ethicle finance la plantation d'un arbre chaque fois que 100 recherches sont enregistrées. La plantation des arbres est assurée par **Planète urgence,** l'association leader dans la reforestation. Plus de 18 000 arbres ont été plantés à ce jour.

Doona est le seul moteur de recherche solidaire animé par une association de bénévoles. L'ensemble des revenus est donc reversé à des associations. Et chaque internaute peut voter pour les associations qui recevront les dons.

Olozim n'est pas un moteur de recherche, mais plutôt un opérateur de marketing direct à vocation solidaire. En effet, des bons plans sont envoyés par e-mail aux inscrits, et une partie des revenus des annonceurs est reversée à des associations solidaires, humanitaires ou écologiques. Nous avons la possibilité de choisir notre association, et le don à payer par l'annonceur est pris en compte lors de l'ouverture de l'e-mail.

www.doneo.org | www.doona.fr | www.ecosia.org | www.ethicle.com | www.hooseek.com | www.olozim.net | www.veosearch.com

#80 JE RECHERCHE DES FONDS POUR UN PROJET ENGAGÉ

Vous avez un **projet écologique ou solidaire** ? Votre projet est réfléchi, bien construit, vous savez clairement ce que vous voulez faire, et vous souhaitez maintenant réunir les **financements** nécessaires à sa concrétisation ? Bien entendu, la voie royale pour votre projet reste son autofinancement, mais très vite vous allez rechercher d'autres sources de fonds. Les subventions publiques restent une piste importante, que ce soit au niveau de la commune, du département, de la région, de l'État ou de l'Europe. Mais d'autres sources de financement (fondations, associations, entreprises) sont également disponibles, en voici une sélection, inspirée et non exhaustive…

Fondation pour la nature et l'homme. Chaque année, la fondation créée par Nicolas Hulot soutient près de 150 actions en France et dans les pays du Sud. Ces actions visent à engager un maximum d'acteurs dans la construction d'une société écologiquement viable et solidaire. Sont disponibles les soutiens « solidarité Sud » (jusqu'à 30 000 euros), les « coups de pouce » (de 100 à 1 000 euros), les « bourses » (de 1 000 à 10 000 euros) ou les « coups de cœur » (soutien moral).

Fondation Nature & Découvertes. La fondation reçoit tous les ans 10 % des bénéfices générés par l'activité commerciale de l'entreprise, l'objectif étant qu'elle devienne un acteur de la protection de la nature aux côtés des associations de terrain. Depuis 1990, plus d'un millier d'associations ont ainsi bénéficié de ces financements. Les « projets majeurs » sont soutenus de 3 000 à 30 000 euros, les « coups de mains » de 500 à 3 000 euros.

Envie d'agir – Défi jeunes. Afin de développer l'autonomie des jeunes, de contribuer à leur insertion sociale et d'encourager l'expression de leur talent, le ministère de l'Éducation nationale, de la Jeunesse et de la Vie associative a créé le dispositif Envie d'agir – Défi jeunes. Les aides accordées s'échelonnent de 1 600 à 8 500 euros.

La Guilde. Créées en 1983, gérées par l'Agence des microprojets (un programme de La Guilde européenne du raid) et soutenues par le ministère des Affaires étrangères, les « dotations des solidarités Nord-Sud » prennent la forme de bourses de 1 500 à 7 500 euros, destinées à soutenir des microprojets d'associations françaises de solidarité internationale. Le site Microprojets présente par ailleurs les services d'accompagnement des porteurs de projets.

Vous avez un projet écologique ou solidaire ?

Déclics jeunes. Initiés par la **Fondation de France,** les Déclics jeunes récompensent des projets personnels. Au-delà d'un soutien financier, il s'agit d'encourager l'initiative et l'esprit d'entreprise des lauréats en récompensant leur talent et leur persévérance. Depuis 1975, ces dispositifs ont permis à 778 jeunes entre 18 et 30 ans de réaliser leur vocation.

Grand prix de la finance solidaire. Organisé par **Finansol,** ce prix vise à récompenser des entreprises et associations ayant développé les projets d'utilité sociale les plus remarquables. Quatre lauréats sont sélectionnés, dont le prix « coup de cœur », doté de 5 000 euros.

Fondation Crédit coopératif. Développement durable et environnement, solidarité internationale, lutte contre l'exclusion, entrepreneuriat social… Cette fondation se consacre depuis vingt-cinq ans au soutien de l'économie sociale. Chaque année, elle décerne ses « prix et trophée de l'initiative en économie sociale », avec à la clé plus de 150 000 euros de prix.

La Nef. Organisme de crédit humaniste, La Nef accorde des prêts à des porteurs de projets sur des critères d'éthique, de responsabilité et d'impact sur l'environnement et la société.

NE DOUTEZ JAMAIS QU'UN PETIT GROUPE DE GENS ENGAGÉS PEUT CHANGER LE MONDE. EN FAIT, C'EST AINSI QUE CELA S'EST TOUJOURS PASSÉ.

MARGARET MEAD

Cigales. Les Cigales (clubs d'investisseurs pour une gestion alternative et locale de l'épargne solidaire) sont des structures de capital-risque solidaire mobilisant l'épargne de leurs membres au service de la création de petites entreprises locales. Ils sont constitués de 5 à 20 personnes qui mettent une partie de leur épargne en commun, et ils reçoivent les créateurs d'entreprise.

Garrigue. Intervenant par des prises de participation minoritaires (de 5 à 30 %) dans le capital d'entreprises, Garrigue – en tant que société de capital-risque solidaire – finance des entreprises sur des critères d'utilité sociale, de respect de l'homme et de l'environnement, de fonctionnement démocratique et de viabilité économique.

FriendsClear. Premier site français mettant en relation des entrepreneurs ayant un besoin de financement pour leur projet professionnel et des particuliers qui leur prêtent de l'argent en échange du paiement d'un intérêt. Un service original de **Crowdfunding,** ou **financement participatif.**

Ashoka. Organisme international créé par Bill Drayton, il sélectionne et accompagne dans leur développement des entrepreneurs sociaux novateurs, et développe l'entrepreneuriat social partout dans le monde, afin qu'il amplifie son impact sur la société.

Entrepreneurs sans frontières, association créée en 2005, se donne pour mission d'accompagner – notamment grâce à des parrainages étudiants – les entrepreneurs sociaux dans leur formation et dans la réalisation de leur activité.

Entrepreneurs d'avenir. Et si vous menez à bien votre projet solidaire ou écologique, vous pourrez rejoindre le réseau Entrepreneurs d'avenir, des pionniers d'une économie plus humaine et plus durable, et peut-être vous trouver identifié comme une expérience remarquable.

Et maintenant, retour au développement de votre projet…

microprojets.la-guilde.org | www.ashoka.asso.fr | www.cigales.asso.fr | www.credit-cooperatif.coop/fondation | www.entrepreneursdavenir.com | www.enviedagir.fr | www.esf-france.org (Entrepreneurs sans frontières) | www.finansol.org | www.fondationdefrance.org | www.fondation-natureetdecouvertes.com | www.fondation-nature-homme.org | www.friendsclear.com | www.garrigue.net | www.lanef.com | www.microprojets.org

#81 JE TRICOTE POUR LES JEUNES GÉNÉRATIONS

Quand les grands-mères se rendent utiles… De nombreuses initiatives solidaires ponctuelles autour du tricot ont lieu chaque hiver au niveau local (des bonnets pour les sans-abri, des doudous, layettes ou plaids pour les bébés démunis) ou pendant la **journée**

mondiale du Tricot, en juin. Deux projets originaux ont réussi à pérenniser une activité sur l'ensemble de l'année.

DU TRICOTÉ MAIN AU TRICOTÉ CŒUR

Créée par l'**École des grands-parents européens,** l'opération **Tricotez cœur** sollicite des grands-mères afin de tricoter bénévolement pour des bébés de mamans en difficulté. Une opération de **solidarité originale entre trois générations**, qui regroupait à l'origine une soixantaine de tricoteuses tricotant des objets pour le Téléthon, et qui en compte aujourd'hui plus de 10 000 dans toute la France ! Ces **« fées de l'aiguille »**, souvent âgées et isolées, mais d'une grande générosité, sont ravies d'être sollicitées et de se rendre utiles, leurs petits-enfants étant devenus trop grands pour porter leurs tricots, et se regroupent souvent dans leur village de manière conviviale pour des « après-midi tricot ».

Tricoter bénévolement pour des bébés de mamans en difficulté.

Plus de **35 000 vêtements et tricots** sont offerts chaque année à une soixantaine d'associations – relais bébés des Restos du cœur, Paris T'petits, Aide aux mères de famille, maternités... –, qui les remettent personnellement aux mamans. Souvent accompagnées d'un petit mot, les layettes font le bonheur de ces dernières, émues de recevoir quelque chose de neuf pour leur bébé.

DES GRANDS-MÈRES DE FIL EN AIGUILLE

Choisissez votre écharpe, une mamie vous la tricotera à la main ! C'est ce que vous propose la marque française **Golden Hook** (le crochet d'or), créée par un jeune fan de tricot de 24 ans, qui a eu cette idée lors d'une visite à sa grand-tante dans une maison de retraite. Le projet a pour objectif de faire retravailler nos chères grands-mères tricoteuses afin de favoriser les relations intergénérationnelles et de leur offrir un petit complément de revenus pour les sortir de la précarité, tout en créant un **commerce éthique.** Élisabeth, qui « fait du crochet devant ses films policiers », Marie-Claude, qui « aime les tortues, ses deux chihuahuas et sa collection de grenouilles », Andrée, que l'on « trouve toujours avec un tricot à la main », Monique, la « fan de Scrabble », ou Marie-Alice, qui « a même été championne de France de tricot »... Cette vingtaine de **mamies reines du crochet** ont toutes leur photo et leur petit descriptif sur le site Internet, une belle manière de personnaliser la démarche et de créer du lien social avec la jeunesse, cible du site. Se faire tricoter son bonnet tendance sur mesure (matières, couleurs, formes), **made in France,** avec de la laine provenant d'élevages français, tout en valorisant le savoir-faire des anciens, voilà bien une chic idée...

www.entrepreneursdavenir.com | www.goldenhook.fr | www.journee-mondiale-du-tricot.com | www.tricotezcoeur.org

#82 JE SOUTIENS LES ACTIONS POUR LA NATURE

« Notre maison brûle et nous regardons ailleurs », une célèbre phrase prononcée par Jacques Chirac lors du Sommet de la Terre de Johannesburg. Et en effet, une espèce animale ou végétale disparaît toutes les vingt minutes, un quart disparaîtrait d'ici 2050 en raison des activités humaines, 13 millions d'hectares de forêts sont détruits chaque année, la banquise en Antarctique perd 7,8 millions de litres chaque seconde... Les chiffres **de la biodiversité, du climat ou des pollutions** sont éloquents et ne s'améliorent pas malgré les sommets, réunions, rapports, événements internationaux (comme les **journées mondiales** des forêts, de l'eau, de la Terre, du soleil, de la biodiversité, de l'environnement, des océans, de la mer, des animaux) ou nationaux (comme l'intégration, en 2005, de la **Charte de l'environnement** dans notre Constitution).

13 millions d'hectares de forêts sont détruits chaque année.

AGIR MAINTENANT

En France, près de **40 000 associations,** allant des puissantes organisations aux groupes locaux de passionnés, luttent au quotidien pour étudier et **préserver l'environnement et la nature,** gage de survie de l'espèce humaine. Penser global, agir local. Soutenir ces associations par des dons, du bénévolat (sensibilisation du public, mobilisation citoyenne, bénévolat de compétence), des signatures de pétitions, des achats dans leurs boutiques, etc., c'est agir maintenant pour nous et pour les **générations futures** !

LA NATURE EST LEUR CULTURE

Le **WWF,** « pour une planète vivante », est la première organisation mondiale de protection de la nature, avec 5 millions de donateurs dans 100 pays et 1 200 programmes (changement climatique, pollutions, espèces menacées, forêts, océans...). Présente aussi sur tous les continents, **Greenpeace** est une ONG de protection de l'environnement, non violente et financièrement indépendante grâce à 3 millions d'adhérents. Créée en 1990 par Nicolas Hulot pour « changer le regard que nous avons tous sur la nature », la **Fondation pour la nature et l'homme** cherche à influer sur les décideurs, inciter les citoyens à adopter les bons gestes et soutenir des projets. La fondation **GoodPlanet**, de Yann Arthus-Bertrand, tente de promouvoir un mode de vie plus respectueux de la planète et de ses habitants. Figurant parmi les précurseurs de l'écologie en France depuis 1970, **Les Amis de la Terre** s'appuient sur 29 groupes locaux pour promouvoir une société écologiquement viable et socialement équitable. Porte-parole de 3000 associations de protection de la nature, **France nature environnement** intervient, par l'alerte, la contestation ou les propositions, partout où la nature en a besoin. Spécialiste de l'action directe en mer, **Sea Shepherd** a été créée en 1981 par le capitaine Paul Watson pour mettre un terme aux massacres des espèces marines (dauphins, baleines, phoques, requins). Citons aussi **Robin des bois** (spécialiste des pollutions et des énergies), la **LPO** (Ligue pour la protection des oiseaux), le **Réseau cétacés, À pas de loup** (volontariat nature) et **Green Cross** (créé par Mikhaïl Gorbatchev). Et enfin, grâce aux 10 % des bénéfices de l'activité commerciale de l'entreprise reversés à la **Fondation Nature & Découvertes** depuis quinze ans, cette dernière a financé plus de un millier d'associations.

Quand la nature nous parle et a besoin de nous…

www.amisdelaterre.org | www.apasdeloup.org | www.fne.asso.fr (France nature environnement) | www.fondation-natureetdecouvertes.com | www.fondation-nature-homme.org | www.goodplanet.org | www.greencross.fr | www.greenpeace.org | www.lpo.fr | www.reseaucetaces.fr | www.robindesbois.org | www.seashepherd.fr | www.wwf.fr

#83 JE PRATIQUE UN SPORT RESPECTUEUX DE LA PLANÈTE

Le sport nature n'est pas toujours un sport vert ! En effet, **tout sport n'est pas (encore) respectueux de son environnement…** et le monde sportif, qui a néanmoins besoin d'un environnement de qualité pour sa pratique, contribue lui-même à l'appauvrissement des écosystèmes : des participants au Marathon de Paris qui consomment 500000 bouteilles d'eau minérale (soit 12 tonnes de déchets), une Coupe du monde de rugby de 2007 en France générant 570000 tonnes de CO_2, des VTT qui dénudent les racines des sous-bois, des coureurs qui compactent les sols naturels, des courses mécaniques produisant des nuisances sonores… **En attendant que les professionnels se mettent au vert**, apprenons à notre niveau à sélectionner nos sports et à adopter les gestes du sportif écoresponsable !

Le sport nature n'est pas toujours un sport vert !

LES GESTES DU SPORT VERT

Pour nous y aider, la **Fondation pour la nature et l'homme** (créée par Nicolas Hulot) a mis en ligne des fiches pratiques par sport.

En **randonnée** (15 millions de personnes chaque année), je favorise les circuits d'achats d'occasion ou je m'oriente vers des marques écologiques (coton bio…), je ne cueille pas de plantes, je m'abstiens de faire du feu, je reste sur les sentiers balisés, je ne dérange pas les animaux, je n'abandonne pas de déchets dans la nature.

En **VTT** (3,8 millions de vélos vendus en France chaque année), je n'utilise pas de bombe anticrevaison, je nettoie mon vélo sans excès d'eau, j'évite l'érosion des sols en respectant les sentiers, je recycle mon vélo (1 cadre de vélo = 700 canettes en aluminium).

En **surf** (300 000 personnes chaque année), je privilégie des achats bio et recyclables, j'utilise de la wax biodégradable, j'entretiens mon matériel pour augmenter sa durée de vie, j'accède aux spots par des chemins balisés, et je signale les pollutions.

Et aussi d'autres écogestes en escalade, snowboard et ski, voile, balade aquatique, pêche à pied, kayak et canoë, plongée, plaisance…

L'ÉCOSPORT EN CHEMIN…

L'association **SVPlanète,** « un sport vert pour ma planète bleue », a été créée en 2006 dans le but de mettre le sport, en repensant ses pratiques, au service de l'environnement. Au programme : former le monde sportif, informer le grand public, et écoexpertiser les manifestations sportives (comme la randonnée **Pandathlon** du **WWF**). Chaque année, par ailleurs, l'association organise une collecte d'équipements sportifs d'occasion (chaussures, ballons, lunettes…) au profit de populations défavorisées du Brésil.

À noter enfin l'arrivée d'un **label « écostation »** pour les stations de montagne qui s'engagent à signer une **Charte de développement durable,** rédigée par l'Ademe et l'association Mountain Riders. Des actions concrètes et un plan sur dix ans pour préserver les espaces naturels, encourager les comportements écocitoyens, privilégier les transports respectueux de l'environnement et développer l'habitat durable. Choisissez donc bien votre station, et **adoptez l'éco-attitude en altitude** !

svplanete.blogspot.com | www.fondation-nature-homme.org | www.sportsdenature.gouv.fr

#84 JE DEVIENS DONNEUR DE VOIX OU TRADUCTEUR BÉNÉVOLE

L'écrit a besoin de bénévoles… Aider avec sa voix à partager son amour des livres avec ceux qui ne peuvent pas ou ne peuvent plus lire ? Aider les associations à diffuser leurs messages dans le monde entier en différentes langues ? Découvrez ces initiatives originales.

DEVENIR DONNEUR DE VOIX

À disposition des aveugles et des malvoyants, les **bibliothèques sonores** leur permettent de retrouver le goût de la lecture grâce à une collection de plus de 350 000 ouvrages classiques et contemporains en format audio. Avec l'**ADVBS** (Association des donneurs de voix et des bibliothèques sonores), vous pouvez vous aussi mettre votre voix au service des déficients visuels ! La formation à la lecture à haute voix est assurée par une bibliothèque sonore proche de chez vous (120 lieux en France), et les enregistrements se font sur votre ordinateur, à votre domicile, au calme, à votre rythme. Le **catalogue en ligne de l'édition adaptée,** disponible sur le site, vous permet de sélectionner un ouvrage qui n'a pas encore été enregistré. À noter que tous les donneurs de voix sont bénévoles, et que les prêts d'ouvrages pour les audiolecteurs sont entièrement gratuits. L'association est animée par 4 600 bénévoles et vient en aide à 15 000 personnes aveugles. Quand notre voix devient utile et solidaire…

Vous pouvez, vous aussi, mettre votre voix au service des déficients visuels.

JE TRADUIS, DONC J'AIDE

Lancée en 1993, l'association **Traducteurs sans frontières** a été créée à l'origine pour aider Médecins sans frontières, mais elle apporte dorénavant son aide à une vingtaine d'autres organisations telles que Médecins du monde, AIDES, Handicap international, Secours populaire… Elle a pour objectif de fournir un service bénévole aux ONG pour que ces dernières puissent se consacrer à leurs activités, et réinvestir l'argent économisé dans des projets de terrain. Les traducteurs sont bénévoles et doivent être des professionnels de la traduction (deux années d'expérience requises). Pour l'association, cette professionnalisation est nécessaire car les textes à traduire sont souvent très techniques, et parce que les ONG ont besoin d'un service de haute qualité. L'association compte dorénavant plus de **300 traducteurs bénévoles inscrits** dans le monde entier. Vous êtes un pro, accordez une partie de votre temps à TSF !

Si vous n'êtes pas traducteur professionnel, vous pouvez scruter les annonces sur Internet, de nombreux autres projets solidaires transfrontaliers nécessitent aussi des traductions. Ainsi **Global Voices,** réseau mondial de blogueurs qui sélectionnent et publient des revues de blogs en 18 langues, a-t-il mis en place le projet **Lingua** pour organiser son réseau de traducteurs bénévoles.

fr.globalvoicesonline.org | www.advbs.fr | www.tsf-twb.org (Traducteurs sans frontières)

#85 JE SOUTIENS LA BIODIVERSITÉ DES SEMENCES AGRICOLES

L'Organisation des Nations unies pour l'alimentation et l'agriculture (FAO) estime que les trois quarts environ de la diversité génétique agricole ont disparu au cours du siècle dernier… En effet, depuis des générations, des jardiniers et des agriculteurs ont développé des milliers d'espèces végétales. Mais la concentration de tous les semenciers du monde au sein de multinationales (5 sociétés semencières contrôlent 75 % de la semence potagère mondiale), la création d'un **catalogue officiel des seules semences autorisées** à la vente (aussi établi par ces multinationales), et la suppression des anciennes espèces par des variétés hybrides, non reproductibles et brevetables, **mettent en péril la biodiversité des semences** partout dans le monde. Ainsi, sur les 3 600 variétés de pommes connues au début du XXe siècle, seulement quatre constituent aujourd'hui 90 % du marché !

AVEC LE SEMEUR DE VIE

Grâce à **Kokopelli,** association pour la libération des semences et de l'humus créée en 1999, vous pouvez agir. Cette association fait pousser et distribue une collection qui compte aujourd'hui 3 000 variétés anciennes, bio et reproductibles, répertoriées dans le catalogue illustré **Semences de Kokopelli.** Elle a par ailleurs créé le programme **Semences sans frontières** afin d'aider les communautés rurales des pays pauvres. En effet, les semences reproductibles sont devenues très rares, voire inexistantes, dans de nombreux pays d'Afrique, d'Asie, d'Amérique, et peu de jardiniers ont les moyens financiers suffisants pour y accéder, il est donc urgent de les aider à retrouver une autonomie.

Les trois quarts environ de la diversité génétique agricole ont disparu au cours du siècle dernier.

Vous pouvez adhérer à l'association (soutien à 20 euros, actif à 60 euros et bienfaiteur à 150 euros) et, si vous êtes jardinier, vous avez la possibilité de **parrainer une semence** en mettant à sa disposition votre « jardin refuge ». Le parrain s'engage ainsi à prendre soin de la variété au fil des années dans son jardin et à en reproduire des semences, dont il envoie une partie à l'association pour une distribution gratuite à des paysans du tiers-monde.

LE RÉSEAU DES SEMENCES

Par ailleurs, depuis 2003, s'est créé en France le **Réseau semences paysannes** afin d'encourager les paysans et les jardiniers à ressemer et à échanger leurs semences sans se cacher, et de pousser les pouvoirs publics à modifier la réglementation. Car les semences

C'EST EN CROYANT AUX ROSES QU'ON LES FAIT ÉCLORE.

ANATOLE FRANCE

paysannes sélectionnées à la ferme ou chez les jardiniers n'ont actuellement aucune existence reconnue. Pour que celles-ci puissent exister durablement, il faut leur reconnaître la possibilité de circuler, d'être vendues et échangées.

Citons aussi l'association **Terre et Humanisme,** de **Pierre Rabhi,** qui s'investit dans le développement de l'agroécologie, et que vous pouvez soutenir par des dons ou en devenant bénévole.

Toutes les fleurs de l'avenir sont dans les semences d'aujourd'hui... à vous dorénavant d'accompagner les semeurs !

www.kokopelli.asso.fr | www.semencespaysannes.org | www.terre-humanisme.org

#86 JE FAIS DU HOME-SITTING

Et si vous partiez en vacances dans une autre maison, plutôt qu'à l'hôtel ? Tendance venue d'outre-Atlantique, le **home-sitting** (ou gardiennage de maison) part du même principe que le baby-sitting, excepté que c'est la maison qui doit être gardée. Donnant-donnant, cela permet à un retraité bénévole d'être logé gratuitement le temps d'un séjour, en échange de quelques petits services comme l'entretien des plantes, la surveillance contre les cambriolages, la récupération du courrier ou la garde des animaux de compagnie, et, pour les propriétaires du logement, c'est le moyen d'avoir l'esprit tranquille pendant leur absence.

Voilà une belle manière de **privilégier l'entraide**, de faire de nouvelles rencontres, d'être au contact d'animaux, de ne pas favoriser le bétonnage des stations touristiques, de voyager sans trop dépenser, tout en découvrant avec un autre regard d'autres pays et régions...

COMMENT ÇA MARCHE ?

Première étape de cet échange de services entre particuliers, poser sa candidature, et être accepté, auprès d'agences de mise en relation comme **Ilidor, Homesitting, Partir tranquille, Maison bleu citron** ou **Partir sans contrainte.** Les bénévoles – souvent, mais pas seulement, des couples de retraités en raison de leur disponibilité, de leur capacité à bien entretenir une maison et de leur garde discrète – peuvent choisir librement leur destination en France ou à l'étranger. Mais attention, le nombre de propriétaires demandeurs est en France bien inférieur au nombre de candidats home-sitters... il faudra donc être patient !

Pour les propriétaires, la première motivation reste souvent de trouver une solution pour leurs animaux, mais finalement ils apprécient tous les autres avantages du home-sitting (rencontres, surveillance...). Côté tarifs, les propriétaires paient généralement un montant de mise en relation à la semaine, et les home-sitters une cotisation annuelle, mais qui a tendance à disparaître.

Concernant les assurances, l'habitant doit avoir souscrit une assurance habitation incluant une clause de villégiature. Quant au home-sitter, il doit posséder une attestation de responsabilité civile. Et un contrat « agrément de séjour » est généralement signé entre les parties. À noter que l'on peut aussi se proposer en tant que home-sitter en direct par petites annonces, mais le tiers de confiance que constitue l'agence ne joue alors plus son rôle…

Et si vous partiez en vacances dans une autre maison, plutôt qu'à l'hôtel ?

Finalement, les home-sitters sont considérés **comme des amis qui viennent garder la maison**.

Alors, prêt à vous faire des amis le temps d'un séjour ?

www.homesitting.fr | www.ilidor.com | www.maisonbleucitron.com | www.partirsanscontrainte.fr | www.partirtranquille.com

#87 JE SOUTIENS LA SANTÉ ENVIRONNEMENTALE

« L'obligation de subir nous donne le droit de savoir. » C'est avec cette phrase de Jean Rostand que nous pouvons entrer dans la santé environnementale, sans doute le sujet actuellement le plus alarmant pour la santé humaine. En 2004 déjà, l'**Appel de Paris,** signé par de nombreux scientifiques, déclarait que « le développement de nombreuses maladies actuelles est consécutif à la dégradation de l'environnement ; la pollution chimique constitue une menace grave pour l'enfant et pour la survie de l'homme ». Quelques nécessaires et courageuses associations « **lanceuses d'alertes** » se sont spécialisées sur ces sujets. Informons-nous grâce à elles, prenons nos précautions dans notre vie quotidienne, et soutenons-les par des adhésions, des signatures de pétitions et des dons !

« La pollution chimique constitue une menace grave pour l'enfant et pour la survie de l'homme. »

Le **Réseau environnement santé** rassemble des professionnels de la santé, des malades, des scientifiques, des citoyens, des ONG (comme le WWF), avec pour objectif d'agir sur les causes environnementales des cancers (première cause de mortalité en France), diabètes, obésités…

Générations futures lutte pour soutenir une agriculture saine et respectueuse de l'environnement et dénoncer les conséquences négatives (environnement, santé humaine) de l'agriculture intensive utilisant pesticides, engrais de synthèse, OGM et aliments ionisés.

L'**Asef** (Association santé environnement France) rassemble 2 500 professionnels de santé intéressés par l'impact des pollutions environnementales sur la santé humaine.

La **Criirad** (Commission de recherche et d'information indépendantes sur la radioactivité), fondée par Michèle Rivasi, est un laboratoire indépendant. Ses dossiers : la sécurité des installations nucléaires, les mines d'uranium, les aliments radioactifs, la radioactivité dans l'eau potable…

L'**Artac** (Association pour la recherche thérapeutique anti-cancéreuse) unit dans un même combat des cancérologues, des malades et des représentants de la société civile pour le développement de la prévention et de la recherche des causes environnementales du cancer.

Le **Criigen** (Comité de recherche et d'information indépendantes sur le génie génétique), créé par Corinne Lepage, est un comité d'expertise intervenant sur les OGM, les pesticides et les perturbateurs endocriniens.

Le réseau **Sortir du nucléaire** réunit près de 900 associations et 30 000 citoyens exprimant leur volonté d'un abandon du nucléaire en France pour une autre politique énergétique.

Le **Criirem** (Centre de recherche et d'information indépendantes sur les rayonnements électromagnétiques) réunit des scientifiques experts des pollutions de l'environnement et s'est spécialisé dans les effets des téléphones mobiles, des lignes à haute tension, du Wi-Fi, des antennes…

À noter enfin la **journée mondiale sans Téléphone portable,** chaque année le 6 février, ainsi qu'en mars la **semaine pour les Alternatives aux pesticides.**

La **Charte de l'environnement,** adossée à notre Constitution depuis 2005, déclare que « toute personne a le devoir de prendre part à la préservation et à l'amélioration de l'environnement ». Alors sommes-nous prêts à agir ?

www.artac.info | www.asef-asso.fr | www.criigen.org | www.criirad.org | www.criirem.org | www.generations-futures.com | www.reseau-environnement-sante.fr | www.semaine-sans-pesticides.com | www.sortirdunucleaire.org

#88 J'ORGANISE OU PARTICIPE À UN DÉBAT ÉCOLO-SOLIDAIRE

Je m'informe, je consomme, je vote, j'agis... et **je débats** aussi ! Les échanges permettent de créer des dynamiques de groupe, de confronter des points de vue différents, de renforcer ses convictions, et de faire de nouvelles rencontres tout en passant un moment convivial. Il serait bien dommage de s'en passer... d'autant plus qu'inventer des solutions pour une société plus écologique et plus solidaire ne pourra se faire que dans **l'intelligence collective.** Certaines initiatives sont organisées, d'autres sont à créer, alors à vos agendas...

J'ORGANISE UN BARCAMP

Né en août 2005 au sein des communautés de *geeks* à Palo Alto, en Californie, le BarCamp est une nouvelle façon de se rencontrer, d'échanger, et d'apporter sa contribution à des sujets qui nous concernent. Lors de ces **ateliers participatifs,** dont le principe est « pas de spectateur, tous participants », le contenu est fourni par tous les participants. Un BarCamp n'a pas de programme. Car qui dit conférence dit programme, mais une « **non-conférence** » n'en a pas, générant ainsi un environnement informel qui encourage à **penser créatif**. Tout le monde peut initier un BarCamp. Vous rassemblez des invités ayant des intérêts communs, chacun inscrit les sujets qui lui tiennent à cœur sur un tableau, puis vous sélectionnez ceux qui suscitent le plus d'intérêt pour débuter le brainstorming de groupe. Normalement les BarCamps sont gratuits et fournissent tee-shirts, nourriture et boissons grâce à un sponsor. On trouve infos et outils sur le site **BarCamp** (en anglais).

Inventer des solutions pour une société plus écologique et plus solidaire.

JE VAIS AUX GREEN DRINKS & CO

Des réunions **Green Drinks** sont organisées chaque mois dans plus de 600 villes à travers le monde, et forment un réseau international autogéré et décentralisé. En France, déjà les villes de Paris, Lyon, Grenoble, Marseille, Bordeaux, Nantes et Rennes sont concernées. Ainsi, un lundi par mois est organisé un rendez-vous gratuit ouvert à tous les passionnés du développement durable et de l'économie sociale et solidaire. Ces sessions permettent, dans une ambiance conviviale, de partager des idées sur un mode informel, de faire avancer ses projets ou de se faire de nouveaux amis !

Ashoka, l'accompagnateur d'entrepreneurs sociaux, propose chaque semaine les **Alter mardis : parlons solutions,** le rendez-vous de l'innovation sociale. Éthique, environnement, commerce équitable, finance solidaire, mobilité durable, tourisme solidaire, ville écologique… c'est l'occasion de répondre aux nouveaux enjeux de notre société.

Quant à la Société européenne des réalisateurs de l'environnement (SERE), elle organise chaque mois à l'Institut océanographique Paul-Ricard les **Mardis de l'environnement** afin de favoriser le dialogue et l'information de tous les acteurs de la nature.

Enfin, avec **MakeSense**, vous pouvez participer au réseau ainsi qu'à des ateliers créatifs pour soutenir les entrepreneurs sociaux.

À vous maintenant de trouver les débats qui vous concernent autour de chez vous, ou de les initier…

greendrinksparis.over-blog.com | www.ashoka.asso.fr | www.barcamp.org | www.mardi-sere.com | www.makesense.org

#89 JE SUIS VOLONTAIRE POUR LE SERVICE CIVIQUE OU EUROPÉEN

On ne fait bien une action que si on la fait volontairement… Les pouvoirs publics ont commencé à comprendre cet enjeu pour l'ouverture d'esprit et l'expérience de la jeunesse, et pour le rayonnement de la France à l'étranger. Souhaitant dorénavant multiplier les volontariats, **France volontaires** rassemble les organisateurs de missions à l'étranger, et oriente les candidats. Parmi les dispositifs existants, le **service civique** et le **service volontaire européen…**

ENGAGEZ-VOUS !

En mars 2010, les premiers volontaires du **service civique** ont été missionnés en Haïti. Car ce programme, créé par le haut commissaire aux Solidarités actives **Martin Hirsch** en remplacement du service civil – lui-même instauré lors de l'arrêt du service national militaire –, n'est entré en vigueur qu'en 2010.

Ouvert à tous les jeunes de 16 à 25 ans (y compris les Européens résidant en France depuis au moins un an), il peut être effectué par un « engagement de service civique » pendant six à douze mois, ou, au-delà de 25 ans, par un « volontariat de service civique » de six à vingt-quatre mois. Il s'agit d'un engagement volontaire dans une **mission d'intérêt général.** Il donne lieu au versement d'une indemnité, ouvre droit à une protection sociale, est valorisé dans les cursus universitaires ou la validation des acquis de l'expérience, et intègre un tutorat individualisé au sein de l'organisme d'accueil.

RIEN N'EST AUSSI CONTAGIEUX QUE L'EXEMPLE.

FRANÇOIS DE LA ROCHEFOUCAULD

Solidarité, santé, culture et loisirs, sport, éducation pour tous, environnement, mémoire et citoyenneté, développement international et action humanitaire, interventions d'urgence… des milliers de missions, au sein d'associations ou d'administrations, en France ou à l'étranger, sont à pourvoir sur le site Internet du service civique. Elles ont officiellement pour but de **renforcer la cohésion nationale et la mixité sociale.** Objectif 2015 : attirer 10 % des 16-25 ans, soit 75 000 jeunes par an…

En mars 2010, les premiers volontaires du service civique ont été missionnés en Haïti.

L'association **Unis cité,** dont le leitmotiv est « qu'il devienne naturel que les jeunes, quels que soient leurs origines sociales ou leur niveau d'étude, consacrent une étape de leur vie à la collectivité », a été lancée en 1994 afin de promouvoir cette idée d'un service civique en France, et propose maintenant des milliers de missions. Citons notamment l'initiative **Médiaterre,** qui permet à des jeunes de faire entrer l'écologie dans les quartiers populaires tout en recréant du lien social.

VOLONTAIRE AVEC L'EUROPE

Ouvert aux jeunes de 18 à 30 ans, le **service volontaire européen** a pour objectif de découvrir une autre culture, d'acquérir de nouvelles compétences, d'être utile aux autres et de se sentir citoyen de l'Europe. Pouvant être mené en individuel ou en groupe, le projet d'intérêt général est d'une durée de deux à douze mois, non rémunéré, et fait l'objet d'un contrat d'activité. Art et culture, social, environnement, lutte contre les exclusions, santé, économie solidaire, avenir de l'Europe… chaque activité doit être utile à la communauté d'accueil.

Quand rendre service aux autres devient se rendre service à soi-même…

www.france-volontaires.org | www.injep.fr | www.lesmediaterre.fr | www.service-civique.gouv.fr | www.uniscite.fr

#90 JE MOBILISE POUR LE BIO À LA CANTINE DE L'ÉCOLE

« Oui au bio dans ma cantine ! », scande le **WWF,** qui souhaite mobiliser l'ensemble des acteurs autour de ce sujet. Car offrir une alimentation de qualité à nos enfants est une priorité. Le Grenelle de l'environnement a fixé pour 2012 **un objectif de 20 % de bio dans l'ensemble de la restauration collective publique**, dont les cantines scolaires, qui représentent 33 % des 3,5 milliards de repas servis annuellement en restauration collective. Or, aujourd'hui, nous n'en sommes qu'à moins de 2 % dans les écoles. Pour rattraper ce retard, parents, grands-parents, professeurs, élus… mobilisons-nous !

ALORS POURQUOI PASSER AU BIO ?

En décembre 2010, l'association **Générations futures** dévoilait les résultats de l'étude « **Menus toxiques** » sur les repas non-bio d'un enfant de 10 ans. Résultats pour 1 journée : 128 résidus chimiques ingérés, représentant 81 substances chimiques différentes, 36 pesticides et 47 substances cancérigènes suspectées ! La première des raisons d'un passage au bio est donc la **santé,** car le bio est riche en éléments nutritifs, et ne contient pas d'OGM, de pesticides ni de conservateurs. À noter qu'il contribue aussi à **lutter contre l'obésité,** qui touche dorénavant 20 % des enfants français, et à orienter vers des **habitudes alimentaires saines** (deux tiers des produits consommés par les enfants le seront encore à l'âge adulte). Le bio, c'est aussi bon pour l'**environnement** car il privilégie un mode de production respectant les sols et la biodiversité (96 % des rivières et 61 % des nappes phréatiques françaises sont notamment contaminées par les pesticides...). Le bio, c'est enfin un revenu décent pour les agriculteurs, des économies de frais médicaux et de frais de décontamination.

Offrir une alimentation de qualité à nos enfants est une priorité.

COMMENT PASSER AU BIO ?

Des guides complets vous aideront à faire les premiers pas, sur le site du **WWF** ou de la **Fondation pour la nature et l'homme** (*Guide de la restauration collective responsable*), sur le blog **Ma cantine bio,** ou sur le site de l'association **Bio consom'acteurs.** À noter l'expérience **Nos cantines pour la planète,** rassemblant des écoles qui ont pour objectif de mener un projet de cantine scolaire responsable. Enfin, l'association **Un plus bio** se donne pour mission d'accompagner les collectivités souhaitant introduire le bio en restauration collective. Concrètement, il s'agit de repérer les acteurs concernés (maire, directeur d'école, parents d'élèves...), rencontrer la filière biologique locale, présenter le projet à l'établissement scolaire, définir ensemble les objectifs et, surtout, transmettre sa motivation !

Narrant le passage au bio de la cantine de la petite commune de Barjac, tout en pointant le fait que chaque année en Europe 100 000 enfants meurent de maladies liées à l'environnement, le film ***Nos enfants nous accuseront,*** de **Jean-Paul Jaud,** nous interpelle et nous engage à mener ce combat pour que demain nos enfants ne nous accusent pas. Sommes-nous prêts ?

macantinebio.wordpress.com | www.bioconsomacteurs.org | www.fondation-nature-homme.org | www.menustoxiques.fr | www.noscantinespourlaplanete.com | www.nosenfantsnousaccuseront-lefilm.com | www.ouiaubiodansmacantine.fr | www.unplusbio.org

#91 JE PRÉSERVE LE VIVANT ET NE CHASSE PAS

« La vraie bonté de l'homme ne peut se manifester en toute pureté et en toute liberté qu'à l'égard de ceux qui ne représentent aucune force. Le véritable test moral de l'humanité, ce sont ses relations avec ceux qui sont à sa merci : les animaux », nous rappelle avec humilité Milan Kundera.

Les chiffres de la chasse en France sont éloquents : elle est le **premier pays de chasseurs en Europe,** devant l'Espagne et l'Italie, avec 1,3 millions de chasseurs (2 % de la population française, 98 % d'hommes), alors que l'Allemagne n'en compte que 340 000 !

40 MILLIONS D'ANIMAUX TUÉS

Chaque année, de 30 à 40 millions d'animaux, une faune sauvage qui n'appartient à personne, sont tués par les chasseurs. Grâce à une **loi en faveur des chasseurs,** c'est en France que se trouvent les plus grandes périodes de chasse et **la plus longue liste d'espèces chassables** (91 espèces). Et aucune saison ne se passe sans drames, avec environ 170 accidents de chasse chaque année, faisant une vingtaine de morts.

La liberté des uns se termine là où commence celle des autres… et des associations comme la **Ligue ROC** ou le **Rassemblement anti-chasse** dénoncent régulièrement les pratiques des chasseurs. Ainsi les promeneurs et riverains décrivent-ils l'insécurité et la gêne liées à la présence d'individus armés, aux bruits des coups de fusil et à la présence de **meutes de chiens,** qui font des activités de nature des sorties dangereuses. D'où leur demande d'interdire la chasse le dimanche.

Chaque année, des millions d'animaux sont élevés et relâchés pour être tirés artificiellement par les chasseurs dans la nature. Des pratiques cruelles sont encore autorisées, comme la chasse à courre, le déterrage, la chasse à l'arc, le piégeage. Et au niveau **écologique,** les chasseurs sont eux-mêmes à l'origine de la disparition de certaines espèces. Sans compter **la pollution de nos forêts** avec des milliers de tonnes de plombs (que les animaux ingurgitent…) et des millions de cartouches toxiques.

La France est le premier pays de chasseurs en Europe.

UNE CHASSE DE PLAISIR

Alors, la chasse, une activité de « **tradition** », comme le répètent souvent les chasseurs ? La chasse date de la préhistoire, et son rôle premier était alors la recherche de nourriture.

Aujourd'hui, le plaisir de tuer est la motivation principale des chasseurs. La « tradition » doit-elle justifier un pur loisir consistant à tuer des animaux ?

La chasse permet-elle une certaine **régulation écologique** ? Oui sur quelques espèces, mais parce que les chasseurs ont eux-mêmes déséquilibré les écosystèmes naturels en tuant les prédateurs. Non dans son ensemble, on le voit bien dans les parcs naturels sans chasse qui se régulent entièrement naturellement.

« L'avenir dépend largement des décisions prises aujourd'hui et demain. Prenons les choses en main ! », nous dit l'astrophysicien **Hubert Reeves,** président de la Ligue Roc depuis 2001, et qui a décidé d'embrasser pleinement cette cause…

ancer.assoc.pagespro-orange.fr (Association nationale pour une chasse écologiquement responsable) | www.antichasse.com | www.roc.asso.fr

#92 JE REJOINS UNE FLASHMOB SOLIDAIRE

Pour accélérer les prises de conscience, rejoignons une **Flashmob solidaire** ! Cette nouvelle forme de « mobilisation éclair » consiste à rassembler dans un lieu public des personnes qui généralement ne se connaissent pas, afin d'y effectuer une action connue à l'avance, avant de se disperser rapidement. Ce phénomène a débuté à New York début 2003 autour d'un groupe nommé **Mob project.** La première Flashmob française a eu lieu en août 2003 dans le hall du musée du Louvre. Depuis, grâce à l'appui de l'outil Internet, de nombreux événements ont été organisés, relayés pour les francophones sur le site d'actualités **Flashmob.info**. Voici un petit panorama de Flashmobs à tendance solidaire qui ont dernièrement fait l'événement…

Réveil. Au pied du Sacré-Cœur, à l'invitation de **Greenpeace** et de dix autres ONG, les citoyens étaient appelés à se retrouver pour faire sonner leurs réveils durant 4 minutes à partir de 12 h 18 (allusion à la date du 18 décembre, jour de fin des négociations pour le climat à Copenhague). Une Flashmob pour dire : « On ne négocie pas avec le climat, on agit ! ».

Souffle. L'association **Vaincre la mucoviscidose** a organisé une **Flashmob du souffle** avec un concept de partie géante de bulles de savons pour donner son souffle à ceux qui en manquent, et lancer ainsi de manière ludique et poétique les **Virades de l'espoir**.

Pauvreté. Devant l'Opéra Bastille, le **Secours populaire français** a rassemblé une centaine de jeunes Européens dans le cadre de l'Année européenne de lutte contre la pauvreté et

l'exclusion sociale, deux maux qui frappent 79 millions d'Européens, dont 19 millions d'enfants. Au menu, chorégraphie et banderoles pour sensibiliser à la lutte contre la pauvreté.

La première Flashmob française a eu lieu en août 2003 dans le hall du musée du Louvre.

Mères. Pour faire du bruit à la clôture de la campagne « Non-assistance à mère en danger », les ONG **Médecins du monde** et **Oxfam France** ont organisé une Flashmob géante sur le parvis des Droits de l'homme du Trocadéro à Paris. Cette action – banderoles, ballons simulant des femmes enceintes, puis lâcher de ballons – avait pour objectif d'interpeller les décideurs politiques sur les Objectifs du millénaire pour le développement (OMD), à travers un hommage spectaculaire et poétique aux femmes qui risquent leur vie pour la donner : « OMD 2015, des promesses, des actes ! »

Enfants. Pour donner une tribune aux vingt ans de la **Convention internationale des droits de l'enfant,** l'association **Un enfant par la main** a organisé une Flashmob où parents et enfants ont été invités à chanter ensemble la chanson *Prendre un enfant par la main,* d'Yves Duteil, accompagnés par une chorale géante.

Nucléaire. À Zurich, en Suisse, les participants à la Flashmob sont tombés comme des mouches devant des passants intrigués et confus. L'idée était de sensibiliser l'opinion publique aux dangers du nucléaire.

Et vous, quelle sera votre prochaine Flashmob solidaire ?

www.flashmob.info

#93 JE CRÉE OU M'INSTALLE DANS UN ÉCOVILLAGE

Aucun écovillage (ou écolieu) ne fonctionne de la même manière, on peut néanmoins tenter d'indiquer certains points communs. Les écovillages – fusion des termes **écologie** et **village** – peuvent être définis comme une tentative moderne lancée par des êtres humains de vivre en harmonie entre eux (solidarité) et avec la nature (écologie).

Les écovillages sont vécus comme des **laboratoires d'expérimentations alternatives**, et on peut y retrouver les activités d'un mode de vie durable : agriculture biologique, services de gîtes ou d'auberge, écoles alternatives, pépinières d'entreprises éthiques, ateliers artisanaux ou artistiques…

Vivre dans un écovillage, c'est **vivre autrement,** c'est inventer de nouvelles façons d'habiter et être moins dépendant de l'économie globale. Alors pourquoi pas vous ?

UNE ÉCOLOGIE DU QUOTIDIEN

L'un des objectifs des écovillages est de ne pas prendre à la terre plus que ce que l'on peut lui retourner (autosuffisance). On y retrouve donc des **enjeux environnementaux**: maintien de la biodiversité, protection et restauration des habitats naturels, développement d'une agriculture biologique et de la permaculture. Mais aussi des énergies renouvelables et une autonomie énergétique, des constructions écologiques, une meilleure utilisation des ressources naturelles par la réduction, la récupération et la réutilisation...

TOUT EN SOLIDARITÉS

L'autre objectif majeur est le respect et **l'épanouissement personnel de l'être humain,** on y retrouve alors: solidarité, citoyenneté locale et démocratie participative, systèmes d'échanges, liberté de conscience, convivialité et ouverture, liens intergénérationnels, travail en commun, économie à échelle humaine, intégration économique et culturelle dans le milieu local, participation active à la vie sociale. Chacun ayant par ailleurs son propre habitat, son autonomie économique et idéologique, avec un esprit de partage, car il s'agit de **« vivre ensemble, mais chacun chez soi »**. C'est l'aspect collectif qui constitue sans doute la plus grande des difficultés de ces écovillages, car décider, construire, avancer ensemble est un véritable défi dans une société où l'individualisme prime.

Une tentative moderne lancée par des êtres humains de vivre en harmonie entre eux et avec la nature.

Le **Réseau français des écovillages** a été créé en 1997 et a pour objectif la diffusion d'informations et le développement des écovillages. Le **Hameau des buis** en Ardèche, avec sa vingtaine d'habitations bioclimatiques et son école de pédagogie Montessori **La Ferme des enfants**, en est un exemple remarquable. À noter qu'un écovillage est une création nouvelle, mais rien n'empêche une commune de s'orienter progressivement vers les modes de fonctionnement d'un écovillage. Le **Réseau global d'écovillages** (Global Ecovillage Network), lui, a été initié à la suite de l'engagement pris par les principaux chefs d'État mondiaux au Sommet de Rio en 1992 pour un développement soutenable et respectueux de l'environnement.

gen.ecovillage.org (Global Ecovillage Network) | www.la-ferme-des-enfants.com (Hameau des buis) | www.passerelleco.info (association et revue pour la promotion d'un mode de vie écologique) | www.rama.1901.org/ev (Réseau français des écovillages)

#94 J'INVESTIS DANS DES ACTIVITÉS ÉCOLOGIQUES ET SOLIDAIRES

Quand notre argent peut changer la donne économique… En tant que citoyens, **nous avons le pouvoir d'agir** par nos bulletins de vote, par nos achats mais aussi par nos financements. Et quoi de mieux, pour faire émerger une **économie verte,** que d'investir directement dans des activités éthiques, dont on connaît le projet, et qui permettent de réconcilier respect de l'environnement, enjeux sociaux et création d'emplois ? Passage en revue de trois projets exemplaires.

ÉNERGIES RENOUVELABLES

La société coopérative **Enercoop** est née en 2005 dans la foulée de la libéralisation du marché de l'électricité. Fournisseur alternatif « de forme privée mais d'intérêt public », Enercoop permet à chacun de financer, à travers sa facture personnelle, **de l'électricité exclusivement issue des énergies renouvelables** (éolien, photovoltaïque, hydroélectrique) et dont la production est décentralisée. Au pays du tout nucléaire, voilà bien une démarche militante… qui d'ailleurs s'est vu attribuer la meilleure note (17/20), et de loin, du **rapport Écolo Watt** de Greenpeace. Au-delà de cet acte de « consom'action », chacun peut par ailleurs devenir sociétaire d'Enercoop en entrant dans son capital (1 part = 100 euros). Soyons responsables dans notre consommation d'électricité et faisons croître la demande d'énergies renouvelables…

AGRICULTURE BIOLOGIQUE

Terre de liens est née de la rencontre, à la fin des années 1990, entre des mouvements d'éducation populaire, de la finance solidaire, de l'agriculture biologique et de la protection de l'environnement. Elle propose, grâce à **une foncière ouverte à tous**, de donner une chance à des agriculteurs biologiques – qui vivifient le sol, respectent les paysages et l'équilibre des écosystèmes – d'accéder à des terrains agricoles sans s'endetter sur plusieurs générations. En souscrivant des actions à **La Foncière Terre de liens** (1 action = 100 euros), les citoyens lui permettent de porter la propriété de terres sur le long terme en **évitant la spéculation**. Elle introduit donc le citoyen comme nouvel acteur dans le paysage des « propriétaires fonciers ». Une épargne que chacun pourra récupérer dans le temps, pendant que d'autres prendront leur tour (principe de la rotation des actionnaires). Le bio commence en effet toujours par la terre !

Réconcilier respect de l'environnement, enjeux sociaux et création d'emplois.

SOUCIEZ-VOUS
EN QUITTANT CE MONDE,
NON D'AVOIR ÉTÉ BON,
CELA NE SUFFIT PAS,
MAIS DE QUITTER
UN MONDE BON !

BERTOLD BRECHT

LOGEMENTS SOCIAUX

Depuis vingt-cinq ans, le mouvement **Habitat et humanisme** agit en faveur du logement des personnes en difficulté. Actuellement, il rassemble 50 associations, 2300 bénévoles, et plus de 12000 familles logées depuis sa création. Rien qu'en 2009, plus de 1 500 nouvelles familles ont été relogées. En prenant des parts (1 action = 142 euros) de la **Foncière Habitat et Humanisme,** l'épargnant permet ainsi l'acquisition de logements à destination de personnes en difficulté.

Avec nos financements, agir sur l'insertion ou la planète est donc possible…

www.enercoop.fr | www.habitat-humanisme.org | www.terredeliens.org

#95 JE FAIS DU SOUTIEN SCOLAIRE BÉNÉVOLE

Tous les enfants ont le droit à la même chance… Partant de ce principe, des initiatives sont nées afin d'apporter un **soutien scolaire bénévole** aux enfants issus de familles qui ne peuvent les aider, soit par manque de connaissances, soit par manque de moyens financiers. Car **chaque année, 150000 élèves quittent le système scolaire sans diplôme**. Alors si vous maîtrisez certaines matières, pourquoi ne pas lutter contre l'échec scolaire en aidant des écoliers moins favorisés ?

Si vous maîtrisez certaines matières, pourquoi ne pas lutter contre l'échec scolaire ?

Entraide scolaire amicale (ESA). Fondée en 1969, l'ESA est l'un des plus grands organismes de soutien scolaire bénévole français. Elle aide aujourd'hui plus de 2000 enfants (primaire, collège, lycée) grâce à 1 800 bénévoles et 83 antennes locales. Son credo : il n'est jamais trop tard pour aider un enfant en difficulté scolaire et jamais trop tôt pour mieux le soutenir et l'entourer. Chaque enfant est suivi par un bénévole tout au long de l'année scolaire, au minimum une heure par semaine au domicile de l'enfant ou à la bibliothèque. Et l'objectif est bien entendu d'accompagner l'enfant vers l'autonomie. Une action complémentaire à celle des enseignants et des acteurs sociaux donc, et l'occasion de créer un lien entre le bénévole, l'enfant et sa famille.

Association de la fondation étudiante pour la ville (Afev). L'Afev est née en 1991 de l'envie de lutter contre les inégalités dans les quartiers populaires, et de créer un lien entre les enfants en difficulté scolaire ou sociale et les étudiants. Chaque année, ce sont dorénavant 7500 étudiants bénévoles qui interviennent auprès de 10000 enfants, ce qui fait

de cette association le premier réseau national d'intervention d'étudiants solidaires. Deux heures par semaine, l'étudiant accompagne individuellement l'enfant à son domicile et tente de mieux faire comprendre aux parents le fonctionnement de l'institution scolaire.

Cyberpapy. Premier site de soutien scolaire entièrement gratuit depuis 1997, Cyberpapy met en relation, grâce à Internet, des juniors qui rencontrent des difficultés devant un devoir scolaire et des seniors bénévoles qui ont du temps. Un esprit de solidarité entre générations donc ! Les questions sont posées sur les forums, et 95 % trouvent *a priori* des réponses. Quand les cyberprofs permettent de résoudre les problèmes...

À l'initiative de l'Afev, et pour sensibiliser le public, se tient par ailleurs en septembre la **journée du Refus de l'échec scolaire.** L'occasion de montrer une fois par an qu'enseignants, parents, institutions et associations avancent des solutions pour que les enfants trouvent leur place à l'école. Car « les maîtres d'école sont des jardiniers en intelligences humaines », nous disait Victor Hugo...

www.afev.fr | www.cyberpapy.com | www.entraidescolaireamicale.org

#96 JE M'IMPLIQUE DANS UN CLUB DE CIGALES

La cigale chante, certes, mais s'avère parfois aussi prêteuse... Tout a commencé en 1983 avec la création du premier **club d'investisseurs** Cigales (Club d'investisseurs pour une gestion alternative et locale de l'épargne solidaire) par l'**Aldéa** (Agence de liaison pour le développement de l'économie alternative). Depuis, plus de **125 clubs** sont actifs dans toute la France, ils rassemblent près de 1 800 adhérents et sont regroupés au sein d'une fédération. Un club Cigales est constitué de 5 à 20 personnes qui mettent une partie de leur épargne en commun, et qui **accompagnent les petites entreprises locales** en prenant des parts minoritaires dans leur capital. Les cigaliers sont donc des épargnants solidaires, mais pas solitaires !

Plus de 125 clubs sont actifs dans toute la France.

POURQUOI LES CIGALES ?

Le premier enjeu est de faire émerger, d'accompagner, et de pérenniser l'activité d'**entrepreneurs** dont les objectifs, en dehors d'une nécessaire viabilité économique, sont sociaux, culturels ou écologiques, c'est-à-dire respectueux de la place de l'homme dans son environnement. Ensuite, il s'agit de faire vivre la notion de **proximité** et ainsi de rapprocher l'investissement d'un développement économique local et durable. Enfin, ces clubs ont pour vocation de gérer l'**épargne autrement,** d'une manière à la fois transparente, collective, démocratique et solidaire.

Les Cigales sont donc au carrefour de l'épargne de proximité, de l'épargne éthique et de l'épargne solidaire. L'objectif recherché en premier lieu n'est donc pas la réalisation d'un profit financier, mais une prise de décision d'accompagnement suivant le parcours et les motivations du porteur du projet, les emplois créés, l'utilité du service ou du produit, ou simplement l'envie de faire un bout de chemin ensemble...

DES CIGALES QUI JOUENT LES FOURMIS

Chaque cigalier verse au club une somme (30 euros en moyenne) chaque mois sur une durée de 5 ans. Pour l'épargnant, il s'agit donc d'un **investissement dans l'économie réelle** plutôt que dans les fluctuations de la Bourse... Chaque club (15 personnes en moyenne) se réunit une fois par mois pour recevoir les créateurs d'entreprises, décider en commun de leurs placements et affecter cette épargne collective au capital des entreprises. Ce sont aussi des **lieux d'échanges** et d'autoformation sur les questions économiques et de développement local, où des liens sociaux se créent entre porteurs de projets et investisseurs.

En dehors du capital, les cigaliers apportent ainsi à l'entrepreneur des conseils (montage du projet, décisions opérationnelles ou stratégiques), un réseau relationnel, une crédibilité au projet facilitant l'entrée d'autres partenaires financiers, et une manière de rompre son isolement de chef d'entreprise. À noter par ailleurs l'existence d'un *Guide du cigalier* et d'une **charte des Cigales.**

Alors, prêt à apporter votre pierre à une économie plus solidaire ?

www.cigales.asso.fr

#97 J'AGIS POUR L'ÉCOLOGIE À L'ÉCOLE

L'écologie est-elle entrée à l'école ? Afin d'initier les changements, nous avons plus de pouvoir pour influer sur la question, en tant que **citoyens, enseignants** ou **parents,** que l'on pourrait bien le croire. Mais attention, l'enseignement de l'écologie et la mise en pratique des écogestes restent inséparables. Voyage au pays de l'écologie dans l'école du XXIe siècle…

EN CHEMIN VERS L'ÉCOLO-PÉDAGOGIE…

L'éducation à l'environnement et au développement durable (EEDD) a été rendue obligatoire en juillet 2004. Mais il n'est pas simple de connaître les établissements qui sont passés à la pratique… Certaines écoles différentes – **Living School** à Paris, **Montessori** dans toute la France, la **Ferme des enfants** en Ardèche ou l'**école du Colibri** dans la Drôme – ont depuis longtemps intégré l'écologie au cœur de leur pédagogie. Par ailleurs, le programme international ***Écoécole*** décerne un label aux écoles élémentaires, collèges et lycées écoresponsables. Plus de 1 000 écoles sont déjà engagées en France dans cette démarche, grâce à des actions d'éducation (un *Manuel Écoécole* est disponible sur le site Internet) centrées sur l'alimentation, la biodiversité, les déchets, l'eau, l'énergie, et les solidarités. Le **Réseau école et nature** fédère quant à lui les acteurs de l'éducation à l'environnement. Et le site **Éducation développement durable** propose gratuitement aux élèves et enseignants des ressources pédagogiques sur le sujet.

UNE ÉCOLE TENDANCE ÉCOLO

Une école dans des **bâtiments écoconçus** (capteurs solaires, isolation…) permet de réaliser des économies d'énergie et apporte un meilleur confort de travail (température, lumière naturelle, acoustique, qualité de l'air). C'est par exemple le cas de l'école Saint-Exupéry de Pantin, bâtie sur un concept d'architecture bois et « zéro énergie ».

L'introduction **du bio dans la cantine** contribue à l'amélioration de la santé, l'éducation au goût, la préservation de l'environnement, la revalorisation du métier de cuisinier, et le développement de l'économie de proximité.

L'enseignement de l'écologie et la mise en pratique des écogestes restent inséparables.

La voiture présente de nombreux inconvénients – insécurité routière, pollutions, augmentation du trafic, moins d'exercices physiques – qui n'en font pas un candidat idéal pour **l'écomobilité.** Ainsi un **plan de déplacements des établissements scolaires** (PDES) proposera-t-il des solutions concernant les modes de transport (marche, vélo, transports collectifs, covoiturage) ou les aménagements (trottoirs, chaussées...). Avec la possibilité de créer un «pédibus» (marche ou vélo), ramassage scolaire organisé par les parents d'élèves.

Par ailleurs, des initiatives sont à prendre pour **l'eau** (réduction de consommation et de pollution, diagnostic qualité) ainsi que pour les **énergies** (énergies renouvelables, gaspillages, isolation), les **déchets** (réduction, collecte sélective, recyclage, composteurs), et la **biodiversité** (espaces verts, faune, jardins potagers). Le site **Jardinons à l'école** est ainsi destiné à sensibiliser les enfants.

Enfin, notons l'opération du WWF **Des livres recyclés dans mon cartable,** incitant, afin de sauvegarder les forêts, à s'orienter vers le papier recyclé pour les manuels scolaires.

Pour faire des écoliers d'aujourd'hui les écocitoyens de demain...

www.eco-ecole.org | www.education-developpement-durable.fr | www.jardinons-alecole.org | www.la-ferme-des-enfants.com | www.lesamanins.com (école du Colibri) | www.livingschool.fr | www.montessori-france.asso.fr | www.reseauecoleetnature.org

#98 JE SOUTIENS LES ACTIONS DE SOLIDARITÉ INTERNATIONALE

« 1 milliard de personnes souffrent de faim chronique et ça me révolte ! », tel est le cri de l'opération **One Billion Hungry,** qui vise à faire pression par une pétition (déjà 3 millions de signataires) pour faire de l'éradication de la faim dans le monde la priorité absolue. C'est d'ailleurs l'un des huit **Objectifs du millénaire pour le développement** des Nations unies : réduire l'extrême pauvreté et la faim, assurer l'éducation primaire pour tous, promouvoir l'égalité des genres, réduire la mortalité infantile, améliorer la santé maternelle, combattre les maladies, assurer un environnement humain durable, et construire un partenariat mondial pour le développement. Car pendant que les pauvretés et inégalités Nord-Sud s'accroissent, les richesses ont été multipliées par 8 au cours des quarante dernières années... Alors, face aux besoins, osons la solidarité internationale !

ICI ET AILLEURS

En France, la **semaine de la Solidarité internationale** est l'occasion, chaque année en novembre depuis 1998, de sensibiliser le public et d'organiser près de 2000 manifestations sur tout le territoire. Malgré la crise, 66 % des Français interrogés estiment légitime que la France aide les pays en développement (Afd/Ipsos 2009). Par ailleurs, plus de 2600 volontaires fran-

IMAGINE

Imagine tout le monde
Vivre dans la paix…
Tu penses peut-être
Que je suis rêveur,
Mais je ne suis pas le seul,
J'espère qu'un jour
Tu te joindras à nous,
Et que le monde
Ne fera qu'un.

JOHN LENNON, PAROLES DE LA CHANSON *IMAGINE*

çais de solidarité internationale sont partis à l'étranger, 2600 collectivités territoriales sont engagées dans plus de 6000 actions de développement sur 120 pays, et le commerce équitable, en croissance continue, atteint les 300 millions d'euros de chiffre d'affaires.

DES ONG EN ACTION

Entre 120 et 150 organisations de solidarité internationale existent en France. Née de la volonté de porter secours sans discrimination aux blessés des champs de bataille, la **Croix-Rouge** est un mouvement humanitaire international présent dans 186 pays, qui s'efforce d'alléger les souffrances des hommes. Beyrouth, Éthiopie, Rwanda, Darfour, Haïti… **Médecins sans frontières,** prix Nobel de la paix en 1999, est de toutes les crises d'urgence à travers l'assistance médicale depuis sa création en 1971. «Aller là où les autres ne vont pas, témoigner de l'intolérable et travailler bénévolement», tels sont les principes de **Médecins du monde,** créée en 1980 par Bernard Kouchner pour soigner les populations les plus vulnérables. Fondée par des intellectuels dans le contexte de la crise afghane en 1979, **Action contre la faim** se donne comme mission d'éradiquer la faim de manière globale, durable et efficace dans le monde. «La misère est l'œuvre des hommes, seuls les hommes peuvent la détruire», telle est la conviction de Joseph Wresinski, fondateur d'**ATD quart monde,** association cherchant à redonner une dignité aux plus pauvres en détruisant la misère et l'exclusion.

«1 milliard de personnes souffrent de faim chronique et ça me revolte!»

À travers nos actes quotidiens les plus simples comme les plus engagés, rendons notre monde plus solidaire…

www.1billionhungry.org | www.actioncontrelafaim.org | www.atd-quartmonde.asso.fr | www.croix-rouge.fr | www.lasemaine.org | www.medecinsdumonde.org | www.msf.fr (Médecins sans frontières)

#99 J'ADOPTE UN ENFANT ABANDONNÉ OU ORPHELIN

Chaque enfant a le **droit d'avoir une famille,** d'être entouré et aimé… Voilà en substance l'un des droits majeurs reconnus par la **Convention internationale des droits de l'enfant** des Nations unies. L'adoption, rencontre de deux histoires singulières mais aussi mesure de protection de l'enfance, est la voie pour redonner une vraie famille aux **enfants délaissés par la vie.** L'adoption peut être **simple,** certains liens subsistent alors entre l'adopté et sa famille d'origine, ou **plénière,** supprimant tout lien de filiation préexistant.

Chez les stars, le sujet n'est pas nouveau mais a été ces dernières années fortement médiatisé, de Sharon Stone à Madonna, d'Angelina Jolie à Nicole Kidman, de Johnny Hallyday à Steven Spielberg. Même si l'adoption reste souvent un parcours du combattant, serez-vous prêt à **donner une seconde chance** à un enfant abandonné ou orphelin ?

L'ADOPTION EN CHIFFRES

Plus de 10 000 demandes d'adoption sont déposées en France chaque année, un chiffre qui a doublé en quinze ans. Environ 8 000 agréments sont délivrés tous les ans, les autres candidats renonçant ou se voyant opposer un refus. En moyenne, il faut neuf mois pour obtenir un agrément (valable cinq ans). Environ **30 000 candidats** agréés sont donc chaque année dans l'attente d'une adoption, effective pour les deux tiers d'entre eux. Les candidatures sont 9 fois sur 10 déposées par un couple. Parmi eux, 12 % pourraient avoir des enfants naturellement. Sur environ **5 000 enfants adoptés** en France chaque année (à 2 ans et 10 mois en moyenne), près de 80 % sont nés à l'étranger. Seuls 35 % des 2 500 pupilles de l'État français sont en effet adoptés. Enfin, la France est le 4e pays au monde en nombre d'enfants étrangers adoptés, derrière les États-Unis, l'Italie et l'Espagne.

DE L'AMOUR… À LA PATIENCE !

Toute adoption est **la rencontre entre un enfant sans famille et des adoptants** qui expriment leur désir d'être parents. Les démarches pour y arriver peuvent parfois être complexes à réaliser et à vivre, le délai d'attente étant en moyenne de trois ans en France. Pour une adoption plénière, il faut remplir des conditions d'âge (être mariés depuis plus de deux ans ou avoir plus de 28 ans) et disposer d'un agrément. La première étape consiste donc à contacter l'Aide sociale à l'enfance en vue de **l'obtention de cet agrément.** Dans un deuxième temps, les candidats seront inscrits sur les listes pour les adoptions en France, et pourront, pour les adoptions à l'étranger, se renseigner auprès de l'**Agence française de l'adoption.** Dans tous les cas, l'association **Enfance & familles d'adoption** permettra d'être accompagné dans toutes les démarches, et d'échanger avec d'autres familles.

La chanteuse américaine Joséphine Baker avait adopté 12 enfants du monde entier.

La chanteuse américaine **Joséphine Baker** avait adopté 12 enfants du monde entier, qu'elle appelait sa « tribu arc-en-ciel ». Et vous, quelle sera votre tribu du bonheur ?

www.adoption.gouv.fr | www.adoptionefa.org | www.agence-adoption.fr

#100 JE M'INFORME SUR L'ÉCOLOGIE ET LES SOLIDARITÉS

Dans ce monde hyperconnecté, avons-nous encore le droit de ne pas être informés? **S'informer c'est défricher l'inconnu**, comprendre le monde, se sentir relié à sa communauté, et maintenant, grâce aux outils interactifs, s'exprimer. Mais les journées ne font que vingt-quatre heures ! Il nous faut donc faire les bons choix. « Une nouvelle manière de penser est nécessaire si l'humanité veut survivre », nous disait Einstein. L'**écologie** et les **solidarités** ont donné naissance à de nombreux médias. Une diversité sans doute nécessaire pour nous aider à changer nos comportements et **inventer une nouvelle société**. Petite visite guidée sélective…

DE LA PRESSE À LA TV

L'info écolo existe en presse. Ainsi le développement durable est-il traité en profondeur par les magazines ***Terra Eco, La Revue durable*** ou ***Décisions durables***. Pendant qu'***Alternatives économiques*** s'engage sur le terrain de l'économie engagée. Réinventer une nouvelle société, c'est possible avec ***Silence***, ***Imagine*** ou ***L'Écologiste.*** Côté styles de vie, ***Néoplanète, Biocontact*** ou ***Écologie pratique*** nous les décryptent. La santé et les médecines naturelles sont abordés dans ***Quelle santé*** et ***Alternative santé***. Des solutions en éco-construction nous sont proposées dans ***Habitat naturel*** ou ***La Maison écologique.*** Pour les femmes éthiques, ***Shi-zen*** raconte les dernières tendances. Côté nature, les abeilles et les grenouilles n'ont plus de secrets pour nous avec ***La Hulotte,*** ou pour nos têtes blondes avec ***La Petite Salamandre.*** Quant au magazine ***Clés,*** il nous oriente pour trouver du sens à nos vies.

Dans ce monde hyperconnecté, avons-nous encore le droit de ne pas être informés ?

Et enfin, saluons l'initiative **Ushuaïa TV,** la chaîne de télévision du développement durable et de la protection de la planète.

AVEC LE WEB, TOUT S'ÉCLAIRE…

Côté Webradios, **Radio solidaire** se consacre aux solidarités et à la protection de l'environnement, pendant que **Radio Ethic** valorise toutes les bonnes initiatives de développement durable, et que **Fréquence Terre,** la radio nature, nous informe sur l'écologie.

Les WebTV sont aussi présentes avec **La Chaîne du cœur,** plate-forme vidéo internationale qui se consacre à éveiller, informer et agir sur les actions humanitaires. Quant à **Terre TV,** elle est née en 2007 pour sensibiliser à l'environnement.

Dans les Webmagazines, le développement durable est bien représenté avec **Terra Eco, Cdurable** ou **Durable,** auxquels nous ajouterons **Novethic,** le site d'information de la Caisse des dépôts. Côté styles de vie, nous retrouvons **FémininBio,** « le féminin qui change la vie », ainsi que **Néoplanète, ConsoGlobe** et **Greenzer. NaturaVox** est le média participatif issu d'AgoraVox dédié à toutes les natures. **Youphil** reste le spécialiste de l'engagement et des solidarités.

Enfin, retrouvons le meilleur des blogs verts sur **Best Green Blogs,** informons-nous sur les statistiques de l'écologie en temps réel avec **Planetoscope,** et sur l'information porteuse de solutions avec **Reporters d'espoirs.**

www.alternative-sante.fr | www.alternatives-economiques.fr | www.bestgreenblogs.com | www.cles.com | www.cdurable.info | www.consoglobe.com | www.decisionsdurables.com | www.durable.com | www.ecologiste.org | www.femininbio.com | www.frequenceterre.com | www.greenzer.fr | www.habitatnaturel.fr | www.imagine-magazine.com | www.lahulotte.fr | www.la-maison-ecologique.com | www.larevuedurable.com | www.naturavox.fr | www.neo-planete.com | www.novethic.fr | www.oneheartchannel.fr (La Chaîne du cœur) | www.planetoscope.com | www.quelle-sante.com | www.radioethic.com | www.radiosolidaire.com | www.reportersdespoirs.org | www.revuesilence.net | www.salamandre.net | www.shizen-lemag.fr | www.terra-economica.info | www.terre.tv | www.ushuaiatv.fr | www.youphil.com

#101 JE FAIS UN VŒU POUR UN MONDE MEILLEUR

« Quelle planète laisserons-nous à nos enfants ? Quels enfants laisserons-nous à la planète ? », demande l'humaniste Pierre Rabhi. Si nous croyons que **le monde peut être meilleur demain**, si nous pensons pouvoir contribuer à le changer, si nous sommes convaincus que les vœux sont créateurs, sommes-nous prêts à mettre des mots pour imaginer demain ?

DES VŒUX POUR LA PLANÈTE

Sans nature, il n'y a pas de futur... Pour ses vingt ans, la **Fondation pour la nature et l'homme** (créée par Nicolas Hulot) a demandé à chacun de faire un vœu pour la planète, pour un monde viable et solidaire qui donne envie de se sentir acteur et responsable d'un nouveau chapitre. Parmi ceux qui se sont exprimés : « Que les gouvernements réagissent, que les gens agissent, que la planète guérisse, que les animaux s'épanouissent ! » ; « Moins d'orgueil pour retrouver notre vraie nature » ; « Respectons notre belle bleue car elle nous a fait naître » ; « Que les jeunes générations reconstruisent ce que nos générations ont détruit ». Parce que la nature le vaut bien...

Sommes-nous prêts à mettre des mots pour imaginer demain ?

CHANGER LA FACE DU MONDE

Pixellisez-vous ! Deux étudiants québécois ont lancé le projet Internet **Changez la face du monde** avec l'idée que la solidarité entre les citoyens du monde peut permettre de bâtir un monde plus juste. Une carte du monde, près de 140 000 pixels disponibles, sélectionnez votre pixel, intégrez-y votre photo, et donnez 5 dollars (pour financer par exemple 40 dîners à l'école dans un pays en développement) à Oxfam Québec. Au fur et à mesure que s'ajouteront les photos, les grandes coulées noires disparaîtront progressivement de la carte pour faire place à une mosaïque colorée composée de milliers de visages solidaires.

La **semaine planétaire pour un Monde meilleur,** de son côté, cherche à s'étendre sur les cinq continents à partir de la France afin de rassembler pendant quelques jours, chaque année en juin, les initiatives qui créeront davantage de qualité et de bien-être dans sa vie et dans celle des autres.

Saint-Exupéry nous disait : **« Le plus beau métier d'homme est le métier d'unir les hommes. »** De beaux symboles d'action collective…

RENDRE LE MONDE MEILLEUR ?

« Le problème de notre temps n'est pas la bombe atomique, mais le cœur de l'homme », disait Einstein. De son côté, Federico Mayor, ex-directeur de l'Unesco, nous rappelait que 3 milliards de dollars d'armes étaient vendues chaque jour, qu'il était possible de réduire ces investissements pour passer à une économie de développement généralisé, et que la race humaine était capable d'inventer son propre avenir. **Les solutions existent donc…**

Personne ne sait tout, mais tout le monde sait quelque chose… n'est-il pas temps d'affirmer haut et fort ce que l'on sait ? Et d'agir, en se rassemblant, pour changer le monde ? Car les Amérindiens ont raison : lorsque l'homme aura coupé le dernier arbre, pollué la dernière goutte d'eau, tué le dernier animal et pêché le dernier poisson, alors il se rendra compte que l'argent n'est pas comestible…

Alors, partagerez-vous VOS VŒUX pour un monde meilleur ?

20ans.fondation-nature-homme.org | the-planetary-week.ning.com | www.changezlafacedumonde.org

ACTEURS DU CHANGEMENT

Ils se sont impliqués et sont cités dans ce livre pour leurs actions.

Jacques Attali, président-fondateur de l'organisation de solidarité internationale PlaNet Finance.

Brigitte Bardot, fondatrice de la Fondation Brigitte-Bardot pour la protection des animaux.

Pierre Bergé, président et co-fondateur de l'association Sidaction de lutte contre le sida.

Yann-Arthus Bertrand, fondateur de la fondation GoodPlanet pour l'écologie et réalisateur du film-documentaire *Home*.

Jean-Marie Bigard, créateur et parrain de l'association humanitaire Les bouchons d'amour.

Allain Bougrain Dubourg, président de la Ligue pour la protection des oiseaux.

Bernadette Chirac, présidente de la Fondation hôpitaux de France et marraine de l'opération Pièces jaunes pour les enfants hospitalisés.

Coluche, fondateur de l'association Les Restos du cœur pour les plus démunis.

Antoine de Caunes, président d'honneur de l'association Solidarité Sida.

Bill Drayton, président-fondateur de l'association Ashoka pour les entrepreneurs sociaux.

Mikhaïl Gorbatchev, président-fondateur de l'organisation à but environnemental Green Cross International.

Al Gore, prix Nobel de la Paix 2007 et orateur du film-documentaire *La Vérité qui dérange*.

Stéphane Hessel, co-rédacteur de la *Déclaration universelle des droits de l'homme* et auteur du livre *Indignez-vous !*

Martin Hirsch, ancien président d'Emmaüs France et initiateur du Service civique de solidarité.

Nicolas Hulot, fondateur de la Fondation pour la nature et l'homme et co-auteur du film-documentaire *Le Syndrome du Titanic*.

Alexandre Jardin, co-fondateur de l'association Lire et faire lire pour le développement de la lecture auprès des enfants.

Jean-Paul Jaud, réalisateur des films-documentaires *Nos enfants nous accuseront* et *Sevem, la voix de nos enfants*.

Marc Jolivet, fondateur de l'association Rire pour la planète de sensibilisation des enfants à l'écologie.

Bernard Kouchner, fondateur de l'association de solidarité internationale Médecins du monde.

Corinne Lepage, présidente-fondatrice du Comité de recherche et d'information indépendantes sur le génie génétique (CRIIGEN).

Wangari Maathai, prix Nobel de la Paix 2004 et fondatrice du mouvement environnemental Green Belt movement.

Yannick Noah, co-fondateur et parrain de l'association Les enfants de la terre pour l'enfance en danger.

Maria Nowak, fondatrice et présidente de l'Association pour le droit à l'initiative économique (Adie) de microcrédit.

Carlo Petrini, fondateur du mouvement international d'écogastronomie Slow Food.

Abbé Pierre, fondateur du mouvement Emmaüs et de la Fondation Abbé-Pierre pour le logement des défavorisés.

Pierre Rabhi, fondateur de l'association écologique Terre et humanisme et du mouvement Colibris.

Hubert Reeves, président de la Ligue Roc pour la préservation de la faune sauvage.

Michèle Rivasi, fondatrice de la Commission de recherche et d'information indépendantes sur la radioactivité (CRIIRAD).

Coline Serreau, réalisatrice du film-documentaire *Solutions locales pour un désordre global.*

David Servan-Schreiber, auteur du livre *Anticancer* et fondateur du site guerir.org.

Lino Ventura, fondateur de l'association humanitaire d'aide à l'enfance inadaptée Perce-Neige.

Paul Watson, fondateur de l'association Sea Shepherd pour la sauvegarde de la vie marine.

Muhammad Yunus, prix Nobel de la paix 2006 et fondateur de la première institution de microcrédit Graamen Bank.

Comme eux, impliquez-vous, **VOUS AUSSI**, pour un monde meilleur…

MON AGENDA ENGAGÉ

Mois après mois, à noter dans vos agendas les 350 événements récurrents français et internationaux qui nous poussent à agir.

Janvier

01 janvier

- Journée mondiale de la paix

04 janvier

- Journée mondiale du braille

06 janvier

- Journée mondiale des orphelins de la guerre

10 janvier

- Journée nationale de dépistage de l'obésité infantile

16 janvier

- Journée mondiale du migrant et du réfugié

19 janvier

- Journée nationale des hépatites

22 janvier

- Journée franco-allemande

27 janvier

- Journée internationale de commémoration en mémoire des victimes de l'Holocauste

28 janvier

- Journée européenne de la protection des données

COURANT JANVIER

- Journée mondiale des lépreux
- Opération pièces jaunes
- Journée sans fourrure
- Assises nationales du développement durable (tous les 2 ans)
- Salon Ecorismo (Nantes)
- Salon Millésime Bio (Montpellier)

Février

04 février

- Journée mondiale contre le cancer

05 février

- Journée nationale de prévention du suicide

06 février

- Journée mondiale sans téléphone mobile
- Journée internationale contre les mutilations génitales féminines

11 février

- Journée mondiale des malades

12 février

- Journée internationale des enfants soldats

14 février

- Journée internationale de sensibilisation aux cardiopathies congénitales

20 février

- Journée mondiale de la justice sociale

21 février

- Journée internationale de la langue maternelle

22 février

- Journée mondiale du scoutisme

28 février

- Journée européenne des maladies rares

COURANT FÉVRIER

- Salon Vivez nature (Paris)
- Salon Bien-être (Paris)

Mars

04 mars

- Journée mondiale de lutte contre l'exploitation sexuelle

08 mars

- Journée internationale de la femme

10 mars

- Journée nationale de l'audition
- Journée mondiale du rein

12 mars

- Journée internationale pour la liberté d'expression sur Internet

15 mars

- Journée internationale des droits des consommateurs
- Journée internationale contre la brutalité policière

18 mars

- Journée internationale du sommeil

20 mars

- Journée mondiale du conte
- Journée internationale de la francophonie
- Journée internationale sans viande

21 mars

- Journée internationale pour l'élimination de la discrimination raciale
- Journée internationale des forêts
- Journée mondiale de la poésie
- Journée mondiale de la trisomie 21
- Journée contre le racisme

- Semaine de solidarité avec les peuples en lutte contre le racisme et la discrimination raciale

22 mars

- Journée mondiale de l'eau

23 mars

- Journée mondiale de la météorologie

24 mars

- Journée mondiale de lutte contre la tuberculose
- Journée nationale de la courtoisie sur la route

25 mars

- Journée européenne de l'enfant à naître
- Journée internationale du souvenir des victimes de l'esclavage

27 mars

- Journée mondiale du théâtre

COURANT MARS

- Fête des grands-mères
- Printemps des poètes
- Semaine de la langue française et de la francophonie
- Semaine nationale de l'artisanat
- Semaine nationale d'éducation contre le racisme
- Semaine du cerveau
- Semaine nationale de lutte contre le cancer
- Semaine d'information sur la santé mentale
- Semaine de la presse et des médias dans l'école
- Semaine de la coopération à l'école
- Fête de l'Internet
- Campagne nationale du Neurodon
- Semaine nationale des personnes handicapées physiques
- Semaine pour les alternatives aux pesticides
- Printemps de la jupe et du respect
- Initiatives océanes (Surfrider Foundation)
- Earth Hour, 60 minutes pour la planète
- Festival international de films de femmes (Créteil)
- Festival international du film des droits de l'homme (Paris)
- Cinéma du réel (Paris)
- Nuit de la chouette
- Salon Vivre autrement (Paris)
- Salon Écobat (Paris)
- Printemps pour une économie équitable
- Salon Produrable (Paris)
- Salon Primevère (Lyon)
- Salon international des véhicules écologiques et des énergies renouvelables (Monaco)
- Humani'Book, le salon du livre humanitaire

Avril

02 avril

- Journée mondiale de sensibilisation à l'autisme

04 avril

- Journée internationale pour la sensibilisation aux mines

07 avril

- Journée mondiale de la santé

08 avril

- Journée internationale des Roms

12 avril

- Journée mondiale de la maladie de Parkinson

17 avril

- Journée mondiale de l'hémophilie
- Journée mondiale des luttes paysannes

18 avril

- Journée européenne des droits des patients

22 avril

- Journée mondiale de la Terre

23 avril

- Journée mondiale du livre et du droit d'auteur

24 avril

- Journée nationale du souvenir de la déportation

25 avril

- Journée mondiale du paludisme
- Journée mondiale pour la sauvegarde du lien parental

26 avril

- Journée mondiale de la propriété intellectuelle

28 avril

- Journée internationale des accidents du travail

29 avril

- Journée internationale de la danse

COURANT AVRIL

- Fête des secrétaires
- Semaine du développement durable
- Semaine internationale sans télévision
- Fête des librairies indépendantes
- Journées des métiers d'art (tous les 2 ans)
- Sidaction
- Semaine internationale sans écran
- Fête des solidarités locales
- Salon Planète durable (Paris)
- Université de la Terre (Paris)
- Salon européen du bois et de l'habitat durable (Grenoble)

Mai

01 mai

- Journée mondiale du travail

03 mai

- Journée mondiale de la liberté de la presse
- Journée mondiale du Soleil

05 mai

- Journée mondiale de la sage-femme

07 mai

- Journée mondiale des orphelins du sida

08 mai

- Journée mondiale de la Croix-Rouge et du Croissant-Rouge
- Journée du souvenir et de la réconciliation en l'honneur des morts de la Seconde Guerre mondiale

09 mai

- Journée de l'Europe

10 mai

- Journée commémorative de l'abolition de l'esclavage en France métropolitaine
- Journée mondiale du lupus

11 mai

- Journée des espèces menacées

12 mai

- Journée mondiale de la fibromyalgie
- Journée internationale de l'infirmière

14 mai

- Journée mondiale contre l'hypertension

15 mai

- Journée internationale des familles

17 mai

- Journée mondiale de la société de l'information
- Journée mondiale contre l'homophobie

18 mai

- Journée internationale des musées

19 mai

- Journée mondiale de sensibilisation aux hépatites
- Journée nationale de dépistage des cancers de la peau
- Journée mondiale de la santé bucco-dentaire

20 mai

- Journée européenne de la mer

21 mai

- Journée mondiale de la diversité culturelle pour le dialogue et le développement

22 mai

- Journée internationale de la biodiversité
- Journée européenne de l'obésité

25 mai

- Semaine de solidarité avec les peuples de tous les territoires coloniaux qui luttent pour la liberté, l'indépendance et les droits de l'homme
- Journée internationale des enfants disparus
- Journée mondiale de l'Afrique

26 mai

- Journée mondiale de la sclérose en plaques

28 mai

- Journée internationale d'action pour la santé des femmes

29 mai

- Journée internationale des casques bleus

31 mai

- Journée mondiale sans tabac

COURANT MAI

- Journée mondiale des oiseaux migrateurs
- Journée mondiale de l'asthme
- Journée mondiale du commerce équitable
- Journée mondiale du rire
- Fête des mères
- Quinzaine du commerce équitable
- Fête de la nature
- Nuit européenne des musées
- Fête des voisins
- Journées nationales de l'autisme
- Semaine internationale de la thyroïde
- À vous de lire !
- Festival du film de Cannes
- Fête du vélo
- Semaine nationale de la famille
- Ramassage des déchets en montagne (Moutain Riders)
- Salon Naturally (Paris)
- Journées européennes du solaire
- Parlement des entrepreneurs d'avenir
- Pandathlon (WWF)
- Journées européennes de l'opéra
- Courir ensemble (Handicap international)
- Fairpride (carnaval éthique et solidaire)

Juin

01 juin

- Journée internationale des enfants

02 juin

- Journée mondiale pour un tourisme responsable et respectueux

04 juin

- Journée internationale des enfants victimes innocentes de l'agression

05 juin

- Journée mondiale de l'environnement
- Journée mondiale des communications sociales

08 juin

- Journée mondiale des océans

11 juin

- Journée mondiale du tricot

12 juin

- Journée mondiale contre le travail des enfants

14 juin

- Journée nationale contre les maladies orphelines
- Journée mondiale du don du sang

15 juin

- Journée mondiale contre la faim
- Journée mondiale de lutte contre la maltraitance des personnes âgées
- Journée européenne de l'énergie éolienne

16 juin

- Journée mondiale de l'enfant africain

17 juin

- Journée mondiale de la lutte contre la désertification et la sécheresse

20 juin

- Journée mondiale des réfugiés

21 juin

- Journée internationale de la lenteur
- Fête de la musique

22 juin

- Journée nationale de réflexion sur le don d'organes et la greffe

23 juin

- Journée des Nations unies pour le service public

26 juin

- Journée internationale contre l'abus et le trafic illicite des drogues
- Journée internationale contre la torture

COURANT JUIN

- Fête des pères
- Journées de la vision
- Fête du cinéma
- Festival du livre et du film Étonnants Voyageurs
- Semaine Fraîch'attitude
- Semaine nationale pour la qualité de vie au travail
- Semaine du microcrédit
- Printemps bio
- Rendez-vous aux jardins
- Solidays
- Gay Pride
- Salon des solidarités (Paris)
- Festival de la Terre
- Semaine planétaire pour un monde meilleur
- Salon des énergies renouvelables (Paris-Lyon)
- Salon de l'environnement et des métiers durables (Paris)
- Oxfam Trailwalker
- Course des héros (Île-de-France)
- Salon Handica (Lyon)

Juillet

09 juillet

- Journée de la destruction des armes légères

11 juillet

- Journée mondiale de la population

29 juillet

- Journée internationale pour la diversité socioculturelle et pour la lutte contre la discrimination

COURANT JUILLET

- Journée internationale des coopératives
- Festival d'Avignon (théâtre)
- Rencontres d'Arles (photographie)
- Course London to Paris (Médecins du monde)
- Dialogues en humanité (Lyon)

Août

07 août

- Journée internationale de l'éducation

09 août

- Journée internationale des populations autochtones

12 août

- Journée internationale de la jeunesse

13 août

- Journée internationale des gauchers

19 août

- Journée mondiale de l'aide humanitaire

23 août

- Journée internationale du souvenir de la traite négrière et de son abolition

30 août

- Journée internationale des personnes disparues

COURANT AOÛT

- La Nuit des étoiles
- Coupe du monde de football des SDF (Paris)

Septembre

08 septembre

- Journée internationale de l'alphabétisation

10 septembre

- Journée mondiale de prévention du suicide

11 septembre

- Journée mondiale de lutte contre le Terrorisme

12 septembre

- Journée nationale contre la douleur

15 septembre

- Journée internationale de la démocratie
- Journée internationale pour la liberté de l'instruction
- Journée du transport public

16 septembre

- Journée internationale de la protection de la couche d'ozone

21 septembre

- Journée internationale de la paix
- Journée mondiale de la maladie d'Alzheimer

22 septembre

- Journée mondiale sans voiture

23 septembre

- Journée du refus de l'échec scolaire

24 septembre

- Journée nationale de l'engagement bénévole

26 septembre

- Journée mondiale de la contraception
- Journée mondiale du cœur

- Journée européenne des langues

27 septembre

- Journée mondiale du tourisme
- Journée internationale de mobilisation contre la guerre et les occupations

29 septembre

- Journée mondiale des sourds

COURANT SEPTEMBRE

- Journée maritime mondiale
- Journée mondiale des premiers secours
- Journées européennes du patrimoine
- Nettoyons la Terre (Clean up the world)
- Semaine de la mobilité et de la sécurité routière
- Fête de l'Humanité
- Virades de l'espoir, vaincre la mucoviscidose
- Salon du cycle (Paris)
- Rendez-vous sport – santé – bien-être
- Journée du covoiturage
- Nettoyons la nature (E. Leclerc)
- Parking Day
- Salon Zen (Paris)
- Ethical Fashion Show (Paris)

Octobre

01 octobre

- Journée mondiale de l'allaitement maternel
- Journée internationale pour les personnes âgées
- Les Fleurs de la fraternité (Petits Frères des pauvres)
- Journée internationale de la musique

02 octobre

- Journée internationale de la non-violence

04 octobre

- Journée mondiale des animaux
- Journée nationale des aveugles et des malvoyants
- Semaine mondiale de l'espace

05 octobre

- Journée mondiale des enseignants

09 octobre

- Journée mondiale de la poste
- Journée mondiale du handicap

10 octobre

- Journée mondiale de la santé mentale
- Journée mondiale contre la peine de mort
- Journée mondiale des soins palliatifs

12 octobre

- Journée mondiale de lutte contre la douleur

13 octobre

- Journée nationale de la sécurité routière

15 octobre

- Journée nationale des toxicomanies

- Journée mondiale des paysannes

16 octobre

- Journée mondiale de l'alimentation
- Journée nationale de dépistage de l'hépatite C

17 octobre

- Journée internationale pour l'élimination de la pauvreté
- Journée mondiale du refus de la misère
- Journée mondiale du don d'organes et de la greffe

18 octobre

- Journée nationale de l'épilepsie

20 octobre

- Journée mondiale de l'ostéoporose

21 octobre

- Journée internationale pour la résolution des conflits

22 octobre

- Journée mondiale du bégaiement

24 octobre

- Journée des Nations unies
- Journée mondiale d'information sur le développement
- Semaine du désarmement

29 octobre

- Journée mondiale des accidents vasculaires cérébraux

COURANT OCTOBRE

- Journée mondiale pour la vue
- Journée mondiale de l'habitat
- Journée internationale de la prévention des catastrophes naturelles
- Fête de la science
- Semaine nationale du rein
- Semaine du goût
- Octobre rose : mois du cancer du sein
- Journée nationale des aidants
- Journée européenne de la dépression
- Le Jour de la nuit
- Festival international du film écologique (Bourges)
- Festival de films Alimenterre
- Festival international du film ornithologique (Ménigoute)
- Festival du livre et de la presse d'écologie (Paris)
- Salon Viv'expo (Bordeaux)
- Semaine de l'investissement responsable
- Salon Natexpo (Paris)

Novembre

06 novembre

- Journée internationale pour la prévention de l'exploitation de l'environnement en temps de guerre et de conflit armé

10 novembre

- Journée mondiale de la science au service de la paix et du développement

13 novembre

- Journée mondiale de la gentillesse

14 novembre

- Journée mondiale du diabète

15 novembre

- Journée mondiale des écrivains en prison

16 novembre

- Journée internationale de la tolérance

17 novembre

- Journée internationale des prématurés

19 novembre

- Journée mondiale pour la prévention des abus envers les enfants
- Journée mondiale des toilettes

20 novembre

- Journée internationale des droits de l'enfant
- Journée de l'industrialisation de l'Afrique

21 novembre

- Journée mondiale des pêcheurs artisans et des travailleurs de la mer
- Journée internationale de la télévision
- Journée nationale de la trisomie 21

25 novembre

- Journée internationale pour l'élimination de la violence à l'égard des femmes

26 novembre

- Journée des enfants des rues

30 novembre

- Ouverture de la saison des Restos du cœur

COURANT NOVEMBRE

- Journée mondiale du souvenir des victimes des accidents de la route
- Journée mondiale de la philosophie
- Journée mondiale sans achat
- Semaine de la solidarité internationale
- Mois du film documentaire
- Semaine pour l'emploi des personnes handicapées
- Collecte nationale de denrées alimentaires pour les banques alimentaires
- Journées nationales du Secours catholique
- Semaine européenne de la réduction des déchets
- Mois de l'économie sociale et solidaire
- Festival international du film d'environnement (Île-de-France)
- Semaine de la finance solidaire
- Paris Vegan Day
- Salon Marjolaine (Paris)
- Salon Bâtir écologique (Paris)
- Prix Pinocchio du développement durable
- Semaine nationale des prisons
- Salon Pollutec (Paris)

Décembre

01 décembre

- Journée mondiale de lutte contre le sida

02 décembre

- Journée internationale pour l'abolition de l'esclavage

03 décembre

- Journée internationale des personnes handicapées

05 décembre

- Journée internationale des volontaires pour le développement économique et social

07 décembre

- Journée internationale de l'aviation civile

08 décembre

- Journée mondiale du climat

09 décembre

- Journée internationale contre la corruption

10 décembre

- Journée mondiale des droits de l'homme
- Journée internationale pour les droits des animaux
- Terra Madre Day (mouvement Slow Food)

11 décembre

- Journée internationale de la montagne

13 décembre

- Journée mondiale du chant choral

18 décembre

- Journée internationale des migrants

19 décembre

- Journée des Nations unies pour la coopération Sud-Sud

20 décembre

- Journée internationale de la solidarité humaine

COURANT DÉCEMBRE

- Téléthon
- Salon du livre et de la presse jeunesse (Seine-Saint-Denis)
- Collecte nationale des marmites de l'Armée du salut
- Salon Planète mode d'emploi (Paris)

INDEX THÉMATIQUE

Quand les 101 actions solidaires et écolos se classent par thèmes...

CONSOMMATION

CULTURE – LOISIRS

DONS

DROITS DE L'HOMME

ÉCOLE

ENFANTS

ENVIRONNEMENT

ÉVÉNEMENTS

FINANCE

HABITAT

INTERNATIONAL

MÉDIAS

VILLE

VOYAGES

PENSER GLOBAL, AGIR LOCAL

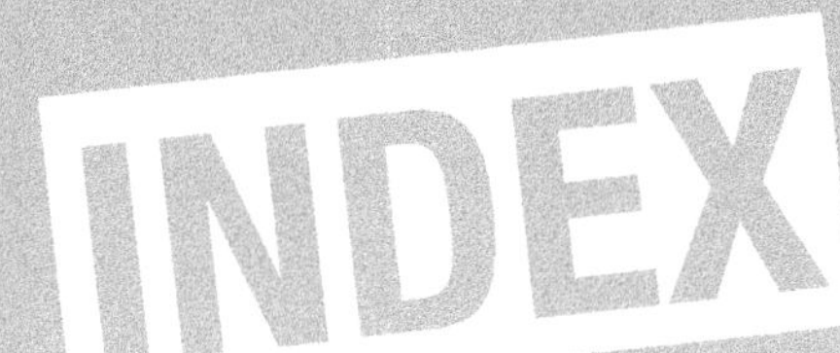

Associations, institutions, entreprises, événements, sites Internet... voici la liste de plus de 600 organismes et services cités dans cet ouvrage.

A

B

C

D

E

F

G

H

I

J

K

L

M

N

O

Q

R

S

T

U

V

W

Y

Z

MES ACTIONS

#...

www ....

....

....

#...

www ....

....

....

#...

www ....

....

....

#...

www ....

....

....

#...

www ....

....

....

#..

www ....

....

....

#..

www ....

....

....

#..

www ....

....

....

#..

www ....

....

....

#..

www ....

....

....

#..

www ....

....

....

#..

www ....

....

....

#..

www ....

....

....

#..

www ....

....

....

#..

www ....

....

....

#..

www ....

....

....

#..

www ....

....

....

#

www

#

www

#

www

#

www

#

www

#

www

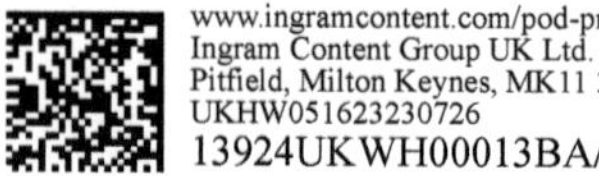

www.ingramcontent.com/pod-product-compliance
Ingram Content Group UK Ltd.
Pitfield, Milton Keynes, MK11 3LW, UK
UKHW051623230726
13924UKWH00013BA/2257

9 782212 549706